Mazen M. Sinjab / Arthur B. Cummings

Customized Laser Vision Correction

个性化角膜激光手术

主　编　〔叙利亚〕马森·M.辛贾布
　　　　〔爱尔兰〕阿瑟·B.卡明斯

主　审　周行涛

主　译　黄锦海　周激波

天津出版传媒集团

天津科技翻译出版有限公司

著作权合同登记号：图字：02-2019-260

图书在版编目(CIP)数据

个性化角膜激光手术 / (叙利亚)马森·M.辛贾布
(Mazen M. Sinjab),(爱尔兰)阿瑟·B.卡明斯
(Arthur B. Cummings)主编;黄锦海,周激波主译. —
天津：天津科技翻译出版有限公司,2023.7
书名原文：Customized Laser Vision Correction
ISBN 978-7-5433-4363-4

Ⅰ.①个… Ⅱ.①马… ②阿… ③黄… ④周… Ⅲ.
①角膜–眼外科手术–激光疗法 Ⅳ.①R779.63

中国国家版本馆 CIP 数据核字(2023)第 094034 号

First published in English under the title
Customized Laser Vision Correction
edited by Mazen M. Sinjab and Arthur B. Cummings
Copyright ⓒ Springer International Publishing AG, part of Springer Nature, 2018
This edition has been translated and published under licence from
Springer Nature Switzerland AG.

授权单位：Springer Nature Switzerland AG.
出　　版：天津科技翻译出版有限公司
出 版 人：刘子媛
地　　址：天津市南开区白堤路 244 号
邮政编码：300192
电　　话：(022)87894896
传　　真：(022)87893237
网　　址：www.tsttpc.com
印　　刷：天津新华印务有限公司
发　　行：全国新华书店
版本记录：710mm×1000mm　16 开本　14 印张　210 千字
　　　　　2023 年 7 月第 1 版　2023 年 7 月第 1 次印刷
　　　　　定价：128.00 元

(如发现印装问题,可与出版社调换)

译者名单

主　审

　　周行涛　复旦大学附属眼耳鼻喉科医院

主　译

　　黄锦海　复旦大学附属眼耳鼻喉科医院
　　周激波　上海交通大学医学院附属第九人民医院

副主译

　　胡　亮　温州医科大学附属眼视光医院
　　张乔悦　空军特色医学中心

译　者（按姓氏汉语拼音排序）

　　白　继　第三军医大学第三附属医院
　　陈跃国　北京大学第三医院
　　胡　亮　温州医科大学附属眼视光医院
　　柯碧莲　上海交通大学医学院附属第一人民医院
　　李美燕　复旦大学附属眼耳鼻喉科医院
　　刘　泉　中山大学中山眼科中心
　　米生健　武警陕西省总队医院
　　宁　睿　复旦大学附属眼耳鼻喉科医院
　　沈　阳　复旦大学附属眼耳鼻喉科医院
　　王　华　湖南省人民医院
　　吴　莹　复旦大学附属眼耳鼻喉科医院
　　肖轶尘　复旦大学附属眼耳鼻喉科医院
　　许琛琛　温州医科大学附属眼视光医院
　　杨丹娟　复旦大学附属眼耳鼻喉科医院
　　余金津　复旦大学附属眼耳鼻喉科医院
　　翟长斌　首都医科大学附属北京同仁医院

张　钰　北京大学第三医院

赵　婧　复旦大学附属眼耳鼻喉科医院

赵　炜　空军军医大学(第四军医大学)第一附属医院
　　　　(西京医院)

郑　历　杭州明视康眼科医院

秘　书

李　越　温州医科大学

林暄乔　温州医科大学

编者名单

A. B. Cummings

Wellington Eye Clinic, Dublin, Ireland

A. S. Bardan

Department of Ophthalmology, University of Alexandria, Alexandria, Egypt

Sussex Eye Hospital, Brighton, UK

B. Pajic

Swiss Eye Research Foundation, Reinach, Switzerland

Orasis, Reinach, Switzerland

F. Faria-Correia

Ophthalmology Department, Hospital de Braga, Braga, Portugal

Life and Health Sciences Research Institute (ICVS), School of Health Sciences,

University of Minho, Braga, Portugal

ICVS/3B's—PT Government Associate Laboratory, Braga, Portugal

ICVS/3B's—PT Government Associate Laboratory, Guimarães, Portugal

Rio de Janeiro Corneal Tomography and Biomechanics Study Group, Rio de Janeiro, Brazil

CUF Porto, Porto, Portugal

Oftalconde, Porto, Portugal

H. Ezzeldin

Department of Refractive Surgery, Horus Vision Correction Center, Alexandria, Egypt

J. F. Mendes

Ophthalmology Department, Hospital de Braga, Braga, Portugal

Life and Health Sciences Research Institute (ICVS), School of Health Sciences,

University of Minho, Braga, Portugal

ICVS/3B's—PT Government Associate Laboratory, Braga, Portugal

ICVS/3B's—PT Government Associate Laboratory, Guimarães, Portugal

M. M. Sinjab

Damascus University, Damascus, Syria

M. Mrochen

IROC Science, Zü rich, Switzerland

Swiss Federal Institute of Technology, Zü rich, Switzerland

Swiss Eye Research Foundation, Reinach, Switzerland

M. S. Shaheen

Professor of Ophthalmology, University of Alexandria, Alexandria, Egypt

N. Lemanski

Mable Cheng & Nicole Lemanski, Latham, NY, USA

R. Ambrósio Jr

Rio de Janeiro Corneal Tomography and Biomechanics Study Group, Rio de Janeiro, Brazil

Instituto de Olhos Renato Ambró sio, Rio de Janeiro, Brazil

VisareRio, Rio de Janeiro, Brazil

Department of Ophthalmology and Visual Sciences, Federal University of São Paulo, São Paulo, Brazil

Federal University of the State of Rio de Janeiro, Rio de Janeiro, Brazil

S. Arba Mosquera

Research and Development Department, Schwind Eye-Tech-Solutions, Kleinostheim, Germany

S. T. Awwad

Cornea and Refractive Surgery Division, Department of Ophthalmology, American University of Beirut Medical Center, Beirut, Lebanon

S. Verma

Research and Development Department, Schwind Eye-Tech-Solutions, Kleinostheim, Germany

中文版序言

角膜激光手术被引入我国已有 30 余载,手术技术日趋成熟,逐步进入个性化治疗时代。当前个性化激光手术的相关技术及手术设备不断创新改进,已有多种不同的术式可供医生选择,如何植根于患者术前的检查结果,并为其个性化制订最优的手术方案,是屈光手术医生面临的重要问题。

在深化个性化治疗、不断精准角膜激光手术技术的时代要求与背景下,黄锦海教授团队启动了《个性化角膜激光手术》一书中文版的翻译工作。

本书在编写宗旨上,坚持质量第一、严谨细致。在编写内容上,力求全面翔实、与时俱进。全书共分为 8 个章节,前两章系统地介绍了角膜散光的相关知识和波前像差原理,其余章节则分别介绍了不同类型的个性化激光屈光手术,如波前像差引导、波前像差优化、地形图引导、光线追迹及个性化 Q 值手术,并对这些手术的技术原理、优缺点及适用范围等都展开了全面详尽的论述。在编写形式上,牢牢把握与临床相结合的原则,对一些较为复杂的病例,如显然验光结果与角膜地形图差异较大眼、轻度圆锥角膜眼、再次角膜屈光手术眼等。本书为各手术切削方案的制订提供了若干实例,具有较强的科学性和实践指导价值。

复旦大学附属眼耳鼻喉科医院的黄锦海教授擅长各种飞秒激光手术、有晶状体眼人工晶状体(ICL)植入术等新技术,在我国视觉科学和屈光手术领域已开展多年的基础和应用研究工作,具有很强的临床、科研和教学能力。其翻译团队成员近年来主持并参与多项国家级、省市级科研课题,其中既有经验丰富的教师、钻研视光与屈光手术的研究者,又有一线的临床医生,能充分发挥各自的优势和特长,出色地完成本书的翻译工作。

我们希望本书的出版,能够进一步启发和指导眼科医生,特别是屈光医生的学习,填补我国角膜激光教材的空白,推进医教协同,为培养高质量医学人才、服务人民群众健康,乃至推动健康中国建设做出积极的贡献。

周行涛

序 言

激光屈光手术已发展为一种成熟的手术方式。屈光手术具有可预测性、安全性和便捷性，极大地改善了患者术后的生活方式，提高了其生活质量。现代屈光手术技术具有令人惊叹的精准性。数以千万的人完成了该项手术。某些职业的人群，将其认为是脱镜的必备选项，例如，急救人员、运动员、军人，以及明星们。

治疗屈光不正时，常规激光矫正术占角膜激光手术的半壁江山。而个性化矫正术使一些患者的视力得到改善，一些患者的视觉效果得到优化，还有一些患者的角膜表面不规则得以控制。在一些病例中，个性化矫正术甚至可以为老视患者增加焦深，从而提高其视觉质量。

个性化激光视力矫正术的历史可以追溯到20世纪90年代初，当时应用地形图引导的博士伦Keracor 117激光治疗角膜不规则。21世纪初，应用WaveLight激光平台、Visx平台及博士伦Zy-wave全眼像差引导的角膜屈光手术开始进入临床。早期人们认为像差引导的激光切削术可以实现"超视力"，其实是该技术改良了光学设计，使得引入球差更少。像差引导的重大贡献在于通过WaveLight等平台以"波前像差优化"改善切削模式，其治疗效果更好并且经受住了时间的考验。

过去10年中，大多数激光平台都在尝试地形图引导的角膜切削术。目前Nidek、Schwind、Zeiss和Alcon WaveLight平台都提供了地形图引导角膜切削术的商业化平台。对于初次屈光矫正的患者，地形图引导的角膜切削术最常用于减少角膜不对称性引起的彗差。对于再次手术的患者，地形图引导的角膜切削术可用于改善前次手术光学效果或治疗相关的角膜疾患(如圆锥角膜)。

个性化激光视力矫正术的概念看起来很简单——通过切削改变角膜屈光度使之更规则以达到目标屈光效果。然而,在临床中改善角膜形态和达到理想的屈光效果是很难同时做到的。

其中有许多需要考虑的因素,从而使得手术在设计阶段就很复杂。个性化激光视力矫正术的每一个步骤都存在着挑战,需要屈光手术医生了解眼科检查设备、术前参数、角膜生理特点、切削深度限制、光学及激光能量设计。个性化激光手术的相关技术仍在不断发展,目前还未实现完全自动化。

屈光手术作为人类第一次大规模矫正重要缺陷的尝试,在过去数十年里,完成了从概念到实践的转变,其可预测性、安全性、应用范围及影响力仍在不断提升。屈光手术未来将会迎来数量上的激增,并作为视力矫正的基础治疗手段。挑战依然存在——手术价格、激光系统、医务人员、患者接受度等,而这些挑战都将被克服,只是时间的问题。

为了使人们能够更好地接受屈光手术,其安全水平必须达到可与航空领域相媲美的程度。而个性化激光视力矫正术可为罕见的术后并发症提供解决方案。

本书阐明了个性化屈光手术背后的基本概念。这些手术相关基本概念的更迭无疑证明了包括本书的编辑和作者在内的对该领域有所贡献的人们具有过人的才华、超凡的创造力及坚定的决心。感谢他们在屈光手术方面的不断努力、贡献与创新。

盖伊·M. 凯齐里安

美国亚利桑那州

前言一

本书由来自世界各地的热爱屈光手术和个性化 LASIK 的多位医生共同编写。希望本书能丰富并加深读者对屈光手术的理解，同时燃起其热情与好奇。俗话说，我们学的越多，知道的就越少。我们正站在巨人的肩膀上，屈光领域将会实现目前所有人都意想不到的发展。未来，屈光手术甚至可能会成为类似于口腔正畸一类的"成人礼"。通过我们的努力，未来对激光视力矫正术的质疑将被减弱，手术更加安全、有效、使人安心，更多患者可以享受到这类手术的福利。向参与本书编写的医生们表示衷心的感谢。

我曾听说，有医生认为 LASIK 或 PRK 很容易，任何眼科医生都能操作。其实不然，屈光手术的患者往往需要医生对待手术的态度更为认真。一名屈光手术医生应当明白，该类手术最好完全避免手术相关并发症。因为即使没有手术，患者也可以通过佩戴框架眼镜而拥有良好的视力。如果一位屈光医生在手术时不提心吊胆，说明其态度可能还不够认真，因为屈光手术的对象拥有健康眼且有其他方式提高视力。如果激光视力矫正术是患者的最优选择，那么屈光医生必须尽职尽责，完善手术相关的每一个细节。

感谢我的妻子与儿子、已故的父母，以及其他家庭成员和朋友。感谢我赖以学习和工作的健康身体。我很幸运能成为一名眼科医生，并进入屈光手术领域，可以为患者的视力保驾护航。

个性化激光视力矫正术是除眼镜与角膜接触镜外提高视力的重要手段。同时，可以再次优化屈光术后的视觉效果。希望广大读者能从本书中获得知识与快乐，正如我们编写时一样。与诸君共勉！

阿瑟·B.卡明斯

爱尔兰都柏林

前言二

　　生活中的微小的区别常体现在：美丽与迷人的区别，优秀和杰出的区别，科学与艺术的区别；而将科学与艺术相结合才能创造不凡。

　　矫正视力是科学，而改善视觉质量可以说是艺术。在矫正视力的方法中，激光视力矫正术(LVC)最受欢迎。过去几年里，角膜激光切削术已可以实现术后良好视力，但实现不凡的术后效果却不能仅止步于此。当今个性化 LVC 需要实现的是矫正角膜不规则性及高阶像差(HOA)以提高视觉的质和量。

　　正如艺术家能从不同角度看待事物，并进行不同维度的创作与设计，个性化 LVC 亦是如此。个性化 LVC 的目的在于降低角膜的不规则性，减少患者的不适症状，其囊括了多种手术方式：角膜波前像差引导下的手术用以控制角膜的 HOA；全眼波前像差引导下的手术用以控制全眼 HOA；地形图引导下的手术及 Contoura Vision 用以矫正角膜不规则性；Q 值引导下的手术用以改善角膜的非球面性；光线追迹引导下的手术最先进且前景广阔，除眼球及屈光度相关测量外，还囊括了前述的所有维度。

　　自 1996 年以来，我一直从事眼科临床工作，并自此决定为眼科领域做一些微薄的贡献——不仅要努力为患者带来最好的技术，也要与同事分享最新的知识。2008 年，当我第一次出版一部关于角膜地形图的专著时，这个梦想成真了。当我看到我的同事们阅读该书后加深了其对角膜地形图的理解时，我无法形容我有多幸福。这份幸福感激励着我出版更多关于屈光手术和圆锥角膜相关的图书。在此，感谢我的妻子和孩子们给了我充足的时间和有力的支持，感谢我的父母教会我仁慈与助人。

本书的"不凡"体现在多个方面：第一，本书作者们均系该领域的全球知名专家。第二，本书是迄今为止首个以个性化激光视力矫正术为主题的图书。第三，本书循序渐进地系统性介绍了每一种个性化激光视力矫正术，分别探讨其适应证、禁忌证、激光切削模式的选择原则，以及最重要的以案例展示如何制订激光切削模式。

我们试图通过 LVC 相关准则的介绍，使本书成为日常临床实践中的实用指南。非常感谢作者们为本书做出的贡献，在本书中，他们不仅为医生，也为患者分享自己的相关知识和临床经验，从而提高了大家对 LVC 的认知。

马森·M. 辛贾布

叙利亚大马士革

目　录

第 1 章

散光与不规则角膜

Mazen M. Sinjab

摘 要

熟悉全眼与角膜的几何光学,对于了解个性化角膜激光手术(CLVC)非常重要。了解光轴、视轴、瞳孔轴与消色差轴及视线之间的差异,κ角、α角与λ角的概念,以及角膜的正常结构、表面分区、生理形态和屈光参数,对于理解CLVC的基础知识十分重要。

CLVC通过矫正低阶像差(屈光不正)和高阶像差(HOA)改善患者的视觉质量。高阶像差是由眼球光学系统的不规则与不对称引起的。理解高阶像差及其与散光之间的关系,尤其是与不规则散光的关系,可帮助我们更好地完成CLVC。

对于不规则散光,可进行主观与客观评价。一般从怀疑存在散光开始,然后进行主觉验光,随后可辅助进行其他相关检查,其中角膜地形图、角膜断层地形图和角膜像差测量尤为关键。角膜地形图是诊断不规则散光、了解角膜断层成像和鉴别扩张性角膜疾病(ECD)的关键检查手段。

客观角膜屈光力(ODP)根据正常人群的平均K值估计角膜屈光力,是一个新的概念。此概念基于影响角膜屈光力测量的因素和角膜屈光力地形图的类型的理解。计算ODP有助于理解角膜激光切削的工作原理。

关键词

光轴,视轴,瞳孔轴,消色差轴,视线,κ角,α角,λ角,散光,角膜地形图,角膜断层地形图,圆锥角膜,透明性边缘角膜变性,透明样圆锥角膜,球形角膜,角膜扩张,顿挫期圆锥角膜,疑似圆锥角膜,后圆锥角膜,双眼镜像性

1.1　人眼光学系统

人眼光学系统主要由 4 个非同轴光学元件(角膜前、后表面,晶状体表面)与瞳孔、视网膜组成,它们无法通过该种非平面结构消除固有球面像差和彗差[1]。尽管光学表面几乎是同轴的,但仍然不能算是完美的光学对准(图 1.1)。由此引出以下几个定义[1]:

光轴(OA):它是连接眼球各个光学表面曲率中心的轴,可通过眼球光学元件反射形成的 Purkinje 像确认。Purkinje 像分为Ⅰ~Ⅳ,分别是入射光从角膜前表面(Ⅰ)、角膜后表面(Ⅱ)、晶状体前表面(Ⅲ)和晶状体后表面(Ⅳ)反射得到的像。若眼球的光学表面完全同轴,则这 4 个图像亦同轴,但实际很少见到。

视轴(VA):连接注视点与黄斑中央凹的轴,但不一定穿过瞳孔中心。

瞳孔轴(PA):连接瞳孔中心与角膜前表面曲率中心的轴,垂直于角膜前表面。

视线(LOS):从注视点通过瞳孔中心的光线。

消色差轴:连接瞳孔中心和节点的轴。

α 角:眼球光轴与视轴在第一个节点形成的夹角。

κ 角:瞳孔轴与视轴形成的夹角。

λ 角:瞳孔轴与视线形成的夹角。

人眼的屈光力主要来自角膜和晶状体。在正视眼中,角膜屈光力的范围为 39~48D(平均 43.05D)[2],而晶状体的屈光力为 15~24D(平均 19.11D)[2]。人眼的屈光介质有[2]:泪膜($n=1.336$)、角膜($n=1.376$)、房水($n=1.336$)、晶状体($n=1.406$)和玻璃体($n=1.336$);其中,n 为测量的介质相对于空气($n=1.000$)的折射率。影响介

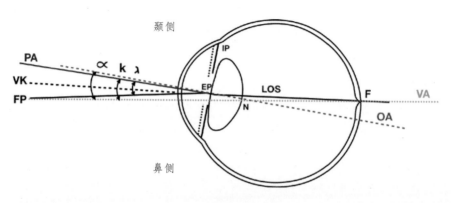

图 1.1　眼的光学面与轴。

质屈光力的主要因素是其曲率半径、折射率和各界面间距。

1.2　角膜几何学

角膜由前、后两个表面组成。前表面覆有泪膜,两者共同形成一个折射面,将空气与角膜隔开。角膜后表面可将角膜与房水隔开。前、后两个表面的形态可以这样描述:非球面扁长椭圆形、环曲面、不对称锥形。这些形态将在下文中详述。

1.2.1　角膜的正常结构

描述角膜形态的变量有直径、子午线、曲率半径、角膜分区、角膜厚度、角膜形状、角膜屈光力和几何标志等。

(1)直径:角膜并非完美的球面。巩膜−角膜连接处,即角膜基部,为椭圆形。角膜的平均垂直直径为 10.6mm,平均水平直径为 11.7mm[3]。

(2)子午线:正常成人角膜有两条互相垂直的子午线。由于巩膜−角膜连接处角膜的椭圆形基部,垂直直径通常小于水平直径,这意味着垂直子午线比水平子午线更陡峭(曲率半径更小)。由于这种差异,角膜被认为是环曲面。而环曲面是导致角膜散光的重要原因之一。年轻人角膜的环曲面通常引起顺规散光(WTR),其垂直子午线比水平子午线更陡峭[4,5]。年长者通常表现为逆规散光(ATR)[6]。

(3)曲率半径:角膜前表面曲率半径约为 7.8mm,后表面约为 6.5mm[3]。该数据仅适用于角膜中央(轴向)区。越靠近周边,曲率半径逐渐增加,角膜越平坦。正常角膜从中央到周边逐渐减少 2~4D,并且鼻侧角膜比颞侧角膜更平坦,在曲率地图上显示为鼻侧更快地变蓝(变平)(图 1.2)。

(4)角膜厚度:由于角膜前后表面曲率半径的差异,角膜的中央区较薄。角膜厚度有两个重要参数:中央角膜厚度(CCT)和最薄点角膜厚度(TCT)。这两个参数将在下文进行详述。

1.2.2　角膜的分区

临床上,角膜可分为 4 个围绕注视点且相互紧邻的区域:

(1)中央区(1~2mm):覆盖瞳孔,主司高分辨率视觉。中央区近似于球形,也称为顶区或轴向区[7]。

(2)旁中央区(3~4mm):是一个外圈直径为 7~8mm 的圆环区域,此区为向周边区逐渐变平的区域[7]。中央区和旁中央区是角膜屈光力的主要来源,并用于角膜接触镜的适配。

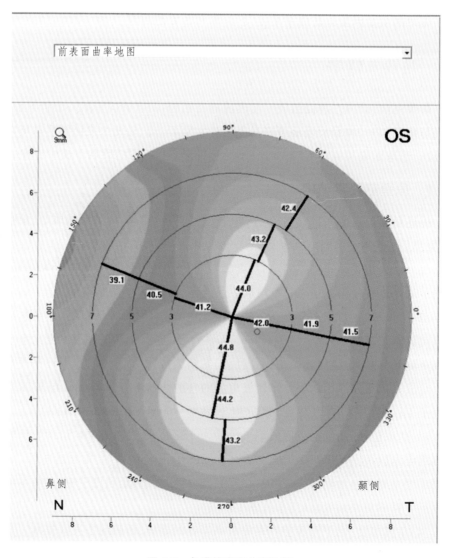

图 1.2　角膜前表面曲率地图。

(3)周边区:亦称过渡区[7]。该区域比中央区更平坦,并且鼻侧和上方比颞侧和下方更平坦[2]。

(4)角膜缘区:与巩膜相邻,角膜缘沟与巩膜会合前变陡的区域[7]。

角膜中央较陡,周边相对平坦,故而角膜呈"非球面扁长椭圆形"[8]。

1.2.3　角膜形态

角膜总体呈"锥形"(图 1.3),为椭圆、非球面、不对称形态[8-16]。从子午线的角

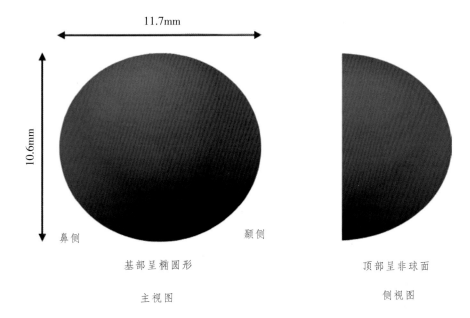

基部呈椭圆形　　　　　　　　　　　　　顶部呈非球面

主视图　　　　　　　　　　　　　　　　　侧视图

图 1.3　人角膜总体呈"锥形"，为椭圆、非球面、不对称形。左：角膜的基部通常为椭圆形，因此有两个不同的直径。垂直方向上角膜直径通常较小，从而导致顺规散光。右：角膜中央区呈非球面形。正常角膜通常为略微扁长的椭圆形。角膜鼻侧部比颞侧部更平坦，造成角膜的不对称性。

度来看，角膜是"椭球面"的，故而导致了散光的出现；从分区的角度来看，角膜是"非球面"的，因为中央区和周边区之间的曲率半径存在差异；从分区的角度来看，角膜是"不对称"的，因为鼻侧部通常比颞侧部更平坦。

角膜的非球面性用"Q 值"表示。正常人群的平均 Q 值约为−0.27[17]。Q 值异常意味着角膜非球面性异常，即角膜产生了球面像差。全眼波前像差无球面像差时，平均 Q 值为−0.53[18]。非球面性和球面像差将在第 2 章中详述。

1.2.4　角膜屈光力

角膜前表面及其相关的泪膜共同构成凸形折射面。角膜前表面分隔空气与角膜这两种介质：空气折射率（RI）较小，$n=1.000$；角膜折射率较大，$n=1.376$。角膜前表面为眼球光学系统中屈光力最大的折射表面。角膜前表面中央区（顶区或轴向区）的屈光力约为 49D[2]。

另一方面，角膜后表面也是凸面，但它起到负凹面的作用，因为它分隔角膜（折射率较大；$n=1.376$）和房水（折射率较小；$n=1.336$）。角膜后表面的屈光力约为−6.0D[2]。

此外，角膜上皮可影响角膜屈光力的大小。角膜上皮层的形状可引起约

0.40D 的散光。含角膜上皮的平均 Q 值为 $-0.20\pm13.0(0.06\sim-0.60)$，无角膜上皮的平均 Q 值为 $-0.26\pm0.23(0.07\sim-1.51)$。换句话说，角膜在没有上皮的情况下会更扁长。这对激光视力矫正术(LVC)具有重要的临床意义，尤其是在角膜的表层切削术中[19]。

角膜屈光力可用不同的方法测量，本章中接下来的内容将对此进行详述。

1.2.5　角膜几何标志

在角膜中存在具有重要临床意义的虚拟标志，即角膜顶点、最薄点位置(TL)、中央 K 值(K_c)、最大 K 值(K_{max})、瞳孔中心和 κ 角。

(1)角膜顶点：角膜的几何中心，即角膜前表面的旋转解剖轴与该表面的交点。计算机将此点视为坐标原点，以 x 轴作为水平轴，以 y 轴作为垂直轴。x 轴的方向是从患者的右侧到左侧，y 轴的方向是从下往上。顶点处的角膜厚度通常称为中央角膜厚度，中央角膜厚度的平均值范围为 $534\sim575\mu m$[20-22]。其余所有标志都是以角膜顶点为基准测量所得。因此，该点的 x 和 y 坐标值均为 0.00(图 1.4)。

(2)最薄点位置：被测角膜的最薄点所在的位置。此处的角膜厚度通常被称为角膜最薄点厚度 (TCT)。一项基于 Pentacam HR (Oculus Optikgeräte GmbH, Wetzlar, Germany)的国际多中心研究显示[23]，角膜最薄点的平均厚度为 $536\mu m$。若角膜最薄点厚度<$469\mu m$ 或 $435\mu m$ (分别为-2SD 或-3SD)，则分别低于 2.5% 或 0.15% 的正常人群厚度。角膜最薄点的 x 坐标常位于角膜顶点的颞侧，平均值为 0.44mm，最薄点的 y 坐标常位于角膜顶点下方，平均值为 0.29mm，角膜最薄点的 y 坐标值>1.0mm，仅出现在不到 0.5% 的正常角膜中。

(3)中央 K 值(K_c)：角膜前表面中央 Sim-K 的平均值。由矢状地形图测得的

		Pachy:	x[mm]	y[mm]
瞳孔中心	+	549 µm	+0.25	+0.09
角膜顶点	●	550 µm	0.00	0.00
角膜最薄点	○	546 µm	+0.63	-0.35
K_{max}(前表面)	◆	45.0 D	-0.14	-0.49

图 1.4　角膜主要标志：瞳孔中心、角膜顶点、角膜最薄点和 K_{max}(前表面)，角膜顶点为 x 轴和 y 轴的原点。

正常中心 Sim-K<47.2D[24-27]。

(4)最大 K 值(K_{max}):角膜前表面的最大 K 值。有趣的是,目前尚不确定 K_{max} 的正常范围。

(5)瞳孔中心和 κ 角:κ 角为视轴(连接注视点与黄斑中央凹的轴)与瞳孔轴 (穿过瞳孔中心且垂直于角膜平面的轴) 的夹角。测量 κ 角对于屈光手术非常重 要,尤其对激光切削中心定位和多焦点人工晶状体植入(MFIOL)[28]。κ 角偏大具有 临床意义,它可能导致激光视力矫正术中激光切削的对准误差[29]。切削偏心可导 致欠矫[30]和不规则散光[29]。此外,κ 角偏大可导致眼内屈光手术的人工晶状体偏 位[29],继而导致光照现象[31],并降低手术效果[32]。κ 角>400μm 是多焦点人工晶状 体植入的禁忌证[29,33]。

参考 Orbscan Ⅱ (基于 Placido) 和同视机测量 κ 角的正态分布发现,由 Orbscan Ⅱ 测量的 κ 角几乎是同视机测得的两倍[29,34]。Hashemi 等[34]发现,Orbscan Ⅱ 测得伊朗成人的 κ 角平均值为 5.46°±1.33°, 性别差异不显著。在另一项研究 中,Gharaee H 等[35]测得 κ 角平均值为 4.96°±1.38°,水平 κ 角平均值为(-0.02± 0.49)mm,垂直 κ 角平均值为(-0.09±0.32)mm。

在不同条件下测量标准 κ 角的研究中发现,外斜视组中 κ 角显著大于内斜视 组或对照组[36],并且左眼的 κ 角大于右眼[35,36]。此外,κ 角的大小还与屈光不正成 正相关[29,34,37],可用 κ 角与眼球轴长呈负相关加以解释[38]。

与基于 Placido 的地形图不同, 基于 Scheimpflug 的地形图无法直接测量 κ 角。我们需要通过 Scheimpflug 地形图估计 κ 角:可粗略认为视轴通过瞳孔中心与 角膜几何中心(即角膜顶点)的中点。因此,对于 Scheimpflug 地形图检查,κ 角可 粗略认为是瞳孔中心坐标的 1/2。

1.3 散光的定义及分类

19 世纪早期,Thomas Young 首次提出散光这一概念[39]。散光是一种屈光不 正,指不同子午线上的屈光力存在差异。光学系统中只要存在一个折射面呈环曲 面,就会产生散光。因此,散光可来自角膜、眼内,或两者皆有。散光有两种类型:规 则散光和不规则散光。

1.3.1 规则散光

规则散光有两条主子午线:最小屈光力子午线(最小曲率或最平坦)和最大屈 光力子午线(最大曲率或最陡峭),两条主子午线相互垂直[2]。

在角膜断层地形图中,规则散光呈对称领结形(SB),由两个对称的部分"a"和
"b"组成(图1.5)。

基于角膜断层地形图和Zernike波前像差分析,规则散光有以下5个特点:

- 只有一条平坦子午线和一条陡峭子午线。
- 这两条子午线相互垂直。
- 两条子午线之间的屈光力梯度相似。
- 会引起散光低阶像差(LOA)(图1.6)。

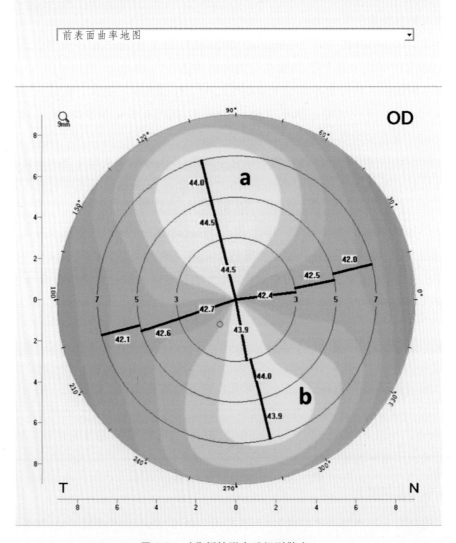

图1.5　对称领结形表示规则散光。

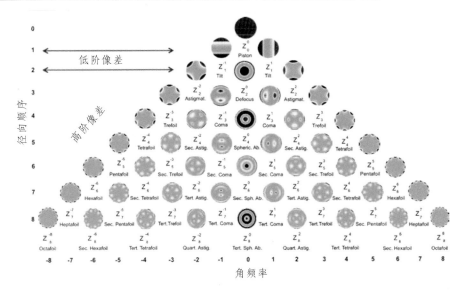

图 1.6　Zernike 金字塔由低阶像差和高阶像差组成。

- 可被球-柱镜矫正。

　　如果光学系统存在规则散光,则无穷远处点光源所成的像不会聚焦在一个点上,而是分布在两个主子午线焦线之间:其中一个由最大屈光力主子午线产生,并且与之平行;另外一个由最小屈光力主子午线产生,同样与之平行。两线性图像围成的区域称为 Sturm 间隙。该区域内,最小弥散圆位于垂直和水平子午线焦线所成的最小光学切面上。其他子午线所成的像沿着 Sturm 间隙分布(图 1.7)[40]。

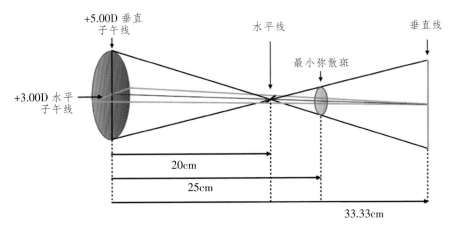

图 1.7　Sturm 间隙由规则散光产生,以上为正透镜子午线屈光力差异的示例,其垂直子午线和水平子午线的屈光力分别为+5.00D 和+3.00D。无穷远处点所形成的像分布在水平子午线像和垂直线子午像之间。最小弥散圆位于两者之间。

　　基于所成的像与视网膜的位置关系,或者基于屈光力子午线的位置,规则散光可以进一步分为[2,40]:

　　(1)基于位置的分类

　　• 单纯性散光:两个主子午线像之一落在视网膜上时产生的散光。

　　– 若另一个子午线像落在视网膜前,则称为单纯近视性散光。它引起散光低阶像差(见图 1.6 中的 Z_2^{-2} 和 Z_2^2),可用负柱镜矫正。

　　– 若另一个子午线像落在视网膜后,则称为单纯远视性散光。它引起散光低阶像差,可用正柱镜矫正。

　　• 复合性散光:两个主子午线像落在视网膜同侧时产生的散光。

　　– 若均落在视网膜前,则称为复合近视性散光。它是近视和单纯近视性散光的组合。会因近视产生离焦(见图 1.6 中的 Z_2^0),并且会因单纯近视性散光而产生散光低阶像差。此种散光可由负柱镜矫正。

　　– 若均落在视网膜后,则称为复合远视性散光。它是远视和单纯远视性散光的组合。会因远视产生离焦,并且会因单纯远视性散光而产生散光低阶像差。此种散光可由正柱镜矫正。

　　• 混合性散光:一个主子午线像落在视网膜前,而另一个落在视网膜后的散光。根据所用等式的符号,可以将其视为远视和单纯近视性散光的组合,或者视为近视和单纯远视性散光的组合。它同样会引起离焦和散光低阶像差,并可通过正柱镜结合负球镜或负柱镜结合正球镜进行矫正。

　　(2)根据子午线分类

　　• 顺规散光:最大屈光力子午线在 90°±30° 范围内的散光(图 1.8)。此类散光中,所成的垂直子午线像位于水平子午线像之前。

　　• 逆规散光:最大屈光力子午线在 180°±30° 范围内的散光(图 1.9)。此类散光中,所成的水平子午线像位于垂直子午线像之前。

　　• 斜轴散光:最大屈光力子午线在 30°~60° 或 120°~150° 范围内的散光(图 1.10)。

1.3.2　不规则散光

　　当同一条子午线上不同点之间的散光方向或散光量出现差异时,不规则散光就随之产生了[2]。

　　基于角膜断层地形图和 Zernike 波前像差分析,不规则散光有以下 5 个特点:

　　• 可能有两条以上的陡峭子午线或半子午线,其夹角为非直角。

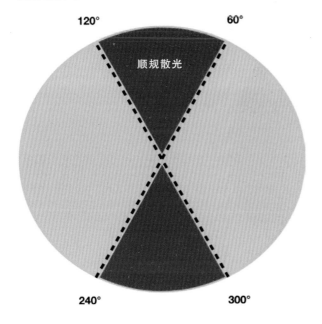

图 1.8 顺规散光。

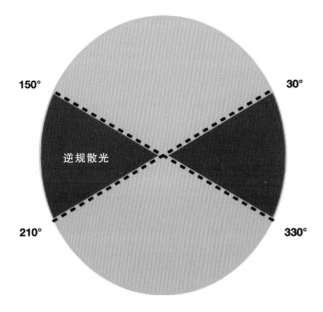

图 1.9 逆规散光。

- 可能有两条以上的平坦子午线或半子午线,其夹角为非直角。
- 子午线之间和沿着子午线的屈光力梯度可能相似也可能不同。
- 可引起高阶像差。
- 不能用球–柱镜矫正。

基于子午线或半子午线之间的关系,不规则散光可以进一步分为规则的不规

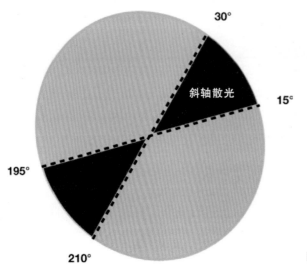

图 1.10 斜轴散光。

则散光(周期性)、不规则的不规则散光(非周期性)和两者结合(混合性不规则散光)。

(1)周期性不规则散光的特点

● 含两条以上的子午线。

● 子午线间的角度呈周期性,角频率相同。

● 子午线间的屈光力梯度在周期性角频率内是有规律性的。

● 不能用球–柱镜矫正。

● 此类散光可引起周边高阶像差,从而影响夜间视力。

● 根据沿每条子午线屈光力梯度的变化,此种散光可进一步分为单纯周期性和复合周期性。

● 根据相似子午线的数量,可分为 6 种单纯周期性不规则散光,分别引起 6 种高阶像差:三叶草像差、四叶草像差、五叶草像差、六叶草像差、七叶草像差和八叶草像差。这些高阶像差影响周边(夜间)视力,产生星芒图像。

● 根据相似子午线的数量,可分为 9 种复合周期性不规则散光,分别引起 9 种高阶像差:二级散光、三级散光、四级散光、二级三叶草像差、三级三叶草像差、二级四叶草像差、三级四叶草像差、二级五叶草像差和二级六叶草像差。这些高阶像差影响中央和周边视力,产生具有重影的星芒图像。

上述亚型及其标准将在第 2 章进行详述。

(2)非周期性不规则散光的特点

● 两条子午线呈直角。

- 两条子午线间的屈光力梯度是不规则的。
- 沿着一条子午线的屈光力梯度是规则的,而沿着另一条子午线的梯度是不规则的。
- 引起中央高阶像差,影响中央视觉,引起重影。
- 不能用球-柱镜矫正。

根据不规则子午线的不规则程度,可分 3 种类型,分别引起 3 种高阶像差,即彗差、二级彗差和三级彗差。

(3)混合性不规则散光的特点

这是最常见的不规则散光。此类型是前两种类型的结合。它代表了未分类的各种不规则散光,可引起混合高阶像差。

上述亚型及其标准将在第 2 章进行详述。

1.4　不规则散光的病因

不规则散光可以是眼内源性或者角膜源性。

1.4.1　眼内源性不规则散光

这类散光可以由晶状体、有晶状体眼的人工晶状体(PIOL),也可以由人工晶状体(IOL)引起。

(1)晶状体:不规则散光可以由晶状体半脱位引起。

(2)PIOL 和 IOL:不规则散光可以由 IOL 偏心、倾斜或半脱位引起。

1.4.2　角膜源性不规则散光

这是不规则散光的最常见原因,可分为扩张性和非扩张性。

1.4.2.1　扩张性角膜不规则散光

扩张性角膜疾病(ECD)是不规则散光的主要原因。可以分为:①已经明确的扩张性角膜疾病,如圆锥角膜(KC)、透明性边缘角膜变性(PMD)、透明样圆锥角膜(PLK)、球形角膜(KG)和激光视力矫正术后角膜扩张;②类角膜扩张症,如顿挫期圆锥角膜(FFKC)和疑似圆锥角膜(KCS);③高危角膜,如后圆锥角膜、看似正常的角膜和不明原因的异常角膜(表 1.1)。

为了准确地诊断扩张性角膜疾病,首先应该确认获取的角膜断层图像的准确性,κ 角的影响、检查偏位和角膜镜像性不对称都可能导致结果不准确。

表 1.1   扩张性角膜疾病和异常角膜

已经明确的扩张性角膜疾病	圆锥角膜
	透明性边缘角膜变性
	透明样圆锥角膜
	球形角膜
	激光视力矫正术后角膜扩张
类角膜扩张症	顿挫期圆锥角膜
	疑似圆锥角膜
高危角膜	后圆锥角膜
	看似正常的角膜
	不明原因的异常角膜

角膜断层地形图的类型

为了更好地判读角膜断层地形图,避免误读,应标准化色阶,并且排除引起误读的因素。

1.调整色阶:有两种色阶类型可供选择,分别是常规模式和绝对模式。在常规模式色阶中,计算机基于每个角膜的平均屈光度值提供彩色轮廓图,其缺点是两张图不能直接比较,必须根据不同色阶的标准进行解读。在绝对模式(标准模式)色阶中,计算机以相同的标准显示每个角膜的屈光情况,使不同角膜之间的比较成为可能。在曲率图中,色阶可以选择 0.25D、0.5D、1.0D 或者 1.25D。使用小色阶可以放大角膜不规则,而使用大色阶可能隐藏某些角膜不规则。在 Klyce/Wilson 的色阶中,屈光度的范围为 28.0~65.5D,色阶为 1.5D[41],而在通用标准色阶中,屈光度的范围为 30.0~67.5D,色阶为 1.5D[42]。两者都提供了最广泛的屈光度范围,但均降低了凸显临床显著特征的敏感性,因此,建议在轴向曲率地形图中使用 1.0D 的绝对色阶,而在正切曲率地形图中使用 1.5D,以此来避免角膜不规则被低估或高估。对于角膜高度图和厚度图而言亦是如此,建议分别使用 5μm 和 10μm 的色阶。然而,在一些特定情况下需要对色阶进行特别的设置,Belin 和 Ambrosio 建议在 Oculus Pentacam HR 上使用以下设置[43]:

- 前、后表面的高度图使用 Belin 直观色图选项。
- 厚度图使用 Ambrosio 2 选项。
- 曲率图使用 Belin 直观色图或 Ambrosio 2 选项。
- 厚度图和曲率图使用绝对标准色阶。

- 高度图中使用相对最小（2.5μm）选项（即±75μm 色阶）。
- 所有地形图均使用 61 种颜色。

Arce 建议 Galilei（Ziemer Ophthalmic Systems AG，Switzerland）的用户采用以下设置用于筛查[44]。

- 角膜前、后表面高度图均采用色阶为 5μm 的 ANSI 模式。
- 角膜厚度图选用色阶为 20μm 的德国模式。
- 角膜前表面轴向曲率图和正切曲率图分别选用色阶为 1.0D 和 1.5D 的默认模式。
- 角膜后表面轴向曲率图和正切曲率图均选用色阶为 0.25D 的默认模式。

2. 避免误读：为了避免角膜断层地形图的误读，必须考虑所有引起假阳性和假阴性的因素[45]，包括：①泪膜不完整，特别是干眼症患者，因为其不但影响了角膜 K 值读数的准确性，还影响了角膜规则性的判断；②检查偏位，由于拍摄过程中检查者不熟练、患者不配合或两者均有；③接触镜的影响（患者应该在检查前至少停戴角膜接触镜 1 周）；④角膜混浊，即使是微小的病变；⑤睑裂小、眼窝深、鼻梁高、睫毛长或头巾包裹太多而导致的角膜暴露不足。考虑到解剖因素可能导致误差，应将头位调整好，以保证眼睛充分暴露。

3. 角膜断层地形图的分类：分别基于角膜曲率、角膜高度和角膜厚度。

基于角膜曲率的分类

根据前表面角膜曲率，地形图可分为 4 类（图 1.11）：A 组，对称型；B 组，不对称型；C 组，倾斜型；D 组，特殊类型。

A 组由圆形、椭圆形和对称领结形组成，在正常人群中分别占比 23%、21% 和 18%[46-48]。与对称领结型不同，圆形和椭圆形见于角膜前表面散光不显著（<1.0D）。3 种类型均代表了规则的角膜前表面。对称领结在垂直方向、水平方向和斜向时分别对应顺规散光、逆规散光和斜轴散光。当角膜中央曲率（K_c）>47.2D 时，A 组被认为是异常的[24,25]。

B 组包括不对称领结下方陡峭形（AB/IS）、不对称领结上方陡峭形（AB/SS）、下方陡峭形（IS）和上方陡峭形（SS）。不对称领结上方陡峭型和不对称领结下方陡峭形在正常人群中分别占比 12% 和 20%[46-48]。在 B 组中，K_c>47.2D 和（或）图形表现为异常垂直不对称时，应考虑为异常角膜。异常垂直不对称的定义为分析距离角膜顶点 1.5mm、30°范围内的上方和下方平均曲率有差异（图 1.12a）。以下两种情况下的垂直不对称为异常：当 I>S 时，I−S 差值>1.4D；当 S>I 时，S−I 差值>2.5D[27]。由于大多数地形图仪无法在这方面体现出差异，为了简化读取方法，可

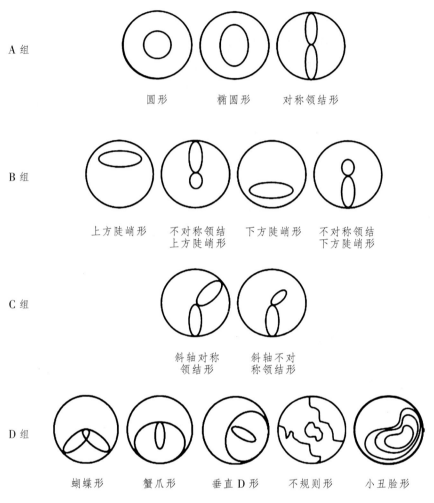

图 1.11 基于角膜曲率的角膜断层地形图分类。

以参考比较角膜顶点向外第二圈数字中陡峭子午线上(S)、下(I)方曲率之间的差异(图 1.12b)。

C 组包括两种类型：斜轴对称领结形(SB/SRAX)和斜轴不对称领结形(AB/SRAX)。C 组图案中，当上、下方领结拟合轴线之间夹角>21°，并且散光显著时(>1.0D)，应考虑为异常角膜(图 1.13)。

D 组的图案包括蟹爪形、蝴蝶形、垂直 D 形、小丑脸形、漩涡形和不规则形。不规则形发生在 7% 的正常人群中[46-48]。其余的 5 种图案类型的角膜地形图通常都是不正常的。

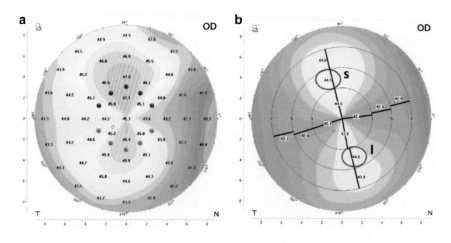

图 1.12　测量前表面曲率图上下方差异的两种方法。左：Rabinowitz 法。右：简化法。

基于角膜高度的分类

Belin 在 1990 年提出了 3 种主要的参考面图形标准(RS)，分别是最佳拟合球面(BFS)、最佳拟合椭圆体面(BFE)和最佳拟合椭圆体环曲面(BFTE)(图 1.14)[49,50]。

最佳拟合球面量化描述被测表面的形状[51]，而最佳拟合椭圆体环曲面量化描述被测表面的值[15]。如前所述，正常角膜的形状是一个非球环曲面椭球体[15,16]，因此，用于筛查的最佳参考面是最佳拟合球面[52]。

屈光手术筛查常规的理想参考面直径为 8mm，理想模式为浮动模式。当查看角膜中央放大的 9mm 区域的图像时，推断数据用黑点或白色空白区域标记(图 1.15：蓝色箭头)。如果存在明显的推断数据(在放大的 9mm 显示区域内)，则应重新拍摄[51]。

基于角膜高度的分类：A 组(对称形)和 B 组(不对称形)。

A 组包括两种图形(图 1.16)：中央岛形和对称沙漏形。中央岛形高度图通常表示角膜面无明显散光(<1.0D)，而沙漏型高度图代表存在角膜散光，其垂直、水平或斜向的表现分别指向顺规散光、逆规散光或斜轴散光。

B 组包括舌状延伸型或倾斜沙漏形和不规则形(图 1.17)。前两种形式出现在较大的 κ 角或检查偏位时。

A 组和 B 组一般被认为是正常的，除非数据值异常时，应考虑为异常角膜。Khachikian、Belin 和 Ambrosio 使用最佳拟合球面研究了角膜最薄点对应的高度值[51]。表 1.2 和表 1.3 分别显示了使用 Oculus Pentacam 检查在近视人群和远视人

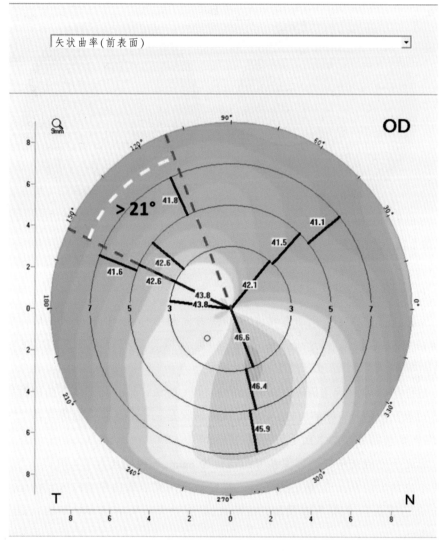

图 1.13 非正交的轴向倾斜图。

群时,1 个标准差(SD)、2 个标准差和 3 个标准差的正常标准高度数据。其中 3 个标准差参数用于量化。

基于角膜厚度的分类

正常角膜厚度图为同心圆形状(图 1.18)。异常表现如下(图 1.19)[53]。

• 最薄点的水平位移:这种图像的出现可能因为检查偏位、大 κ 角,极少数是由于扩张性角膜疾病。

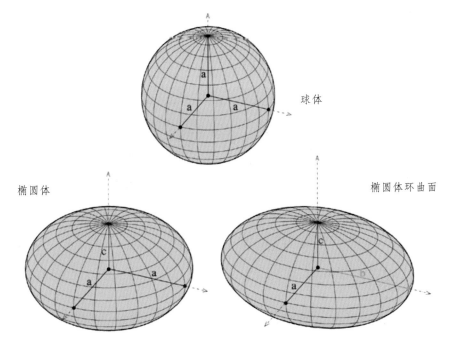

图 1.14　参考面形态。球体:1 个曲率半径。椭圆体:2 个曲率半径。椭圆体环曲面:3 个曲率半径。

- 穹顶形:最薄点垂直移位,扩张性角膜疾病患者较为常见,但在经常揉眼的患者中亦能见到,由于揉眼的方向性,穹顶是朝向颞下的。
- 钟形:角膜下部有条带状变薄区域,这是透明性边缘角膜变性的一个标志。
- 球形:角膜边缘通常广泛变薄,这是球形角膜的一个标志。

角膜厚度空间分布图(CTSP)和厚度增加百分比(PTI)

角膜厚度空间分布图描述了相对于最薄点同心圆区域,角膜厚度从最薄点到角膜周边的平均变化。厚度增加百分比描述了上述变化的百分比[54](图 1.20)。

正常角膜轮廓是以红色绘制的曲线,在标准黑色虚线曲线的范围内(有时不一定在),平均值应<1.2(图 1.20 中的红色圆圈)[54]。当最薄点到角膜周边之间的厚度曲线快速增加时,平均值会很高。反之,平均值会较低。例如,在水肿的角膜中,平均值较低,曲线平坦。

角膜厚度空间分布图和厚度增加百分比的异常情况包括[53]:

- 快速倾斜形(图 1.21)。红色曲线在 6mm 区域内离开正常范围,平均值通常很高(≥1.2)。这种情况通常发生在扩张性角膜疾病。

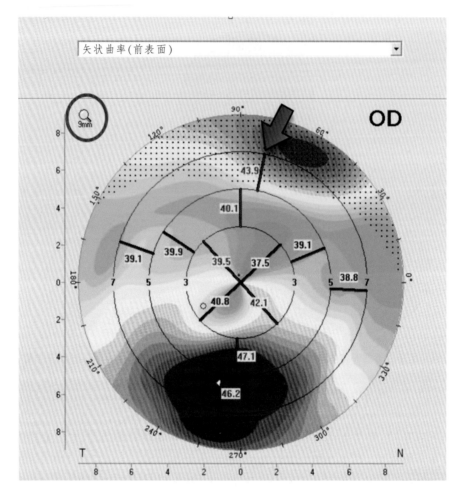

图1.15　应在9mm放大设置下查看图像，并排除推断数据。蓝色箭头提示有黑点的推断数据区域。

- S形(图1.22)。红色曲线呈现"S"形，平均值通常很高(≥1.2)。这种情况也通常发生在扩张性角膜疾病。
- 平坡形(扁平形)(图1.23)。红色曲线呈直线形，平均值较低(通常<0.8)。可见于病理状态下增厚的角膜(水肿)，例如，Fuch角膜营养不良和Guttata角膜。
- 反向倾斜形(倒转形)(图1.24)。红色曲线呈现上升，可见于透明性边缘角膜变性的一些病例，平均值非常低(<0.8)，并可能出现负值。

同一人双眼表现不对称

Galletti JD等以Pentacam HR评估双眼角膜不对称性，来区别正常人和圆锥

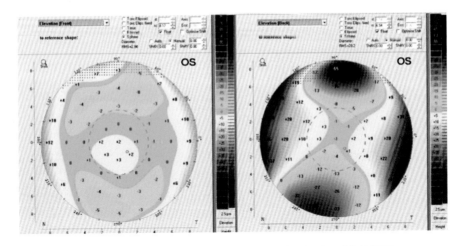

图 1.16　角膜高度图的对称图形。左：中央岛形。右：对称沙漏形。

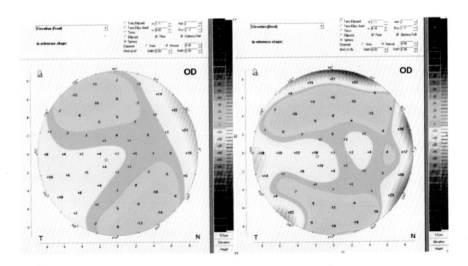

图 1.17　角膜高度图的不对称图形。左：舌状延伸形或倾斜沙漏形。右：不规则形。

表 1.2　近视患者的正常高度值

角膜	1SD	2SD	3SD
前表面	3.7	5.7	7.7
后表面	8.3	13	17.7

表 1.3 远视患者的正常高度值

角膜	1SD	2SD	3SD
前表面	2.1	4.3	6.5
后表面	16.3	22.1	27.8

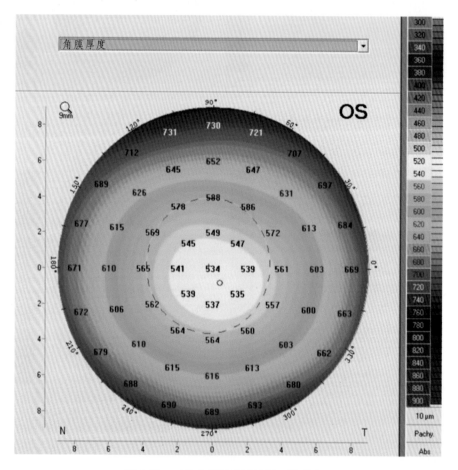

图 1.18 正常角膜厚度图呈同心圆形态。

角膜患者[55]。表 1.4 总结了两者双眼角膜不对称的评分及标准。该评分系统基于 5 个参数：平均角膜前表面曲率(前表面 K)、平均角膜后表面曲率(后表面 K)、最薄点角膜厚度，角膜最薄点的前表面高度和后表面高度值。根据这项研究，得分为 4 分或 5 分时具有诊断意义。

κ 角和检查偏位对角膜断层地形图结果的影响[56,57]：在检查和拍摄角膜的过

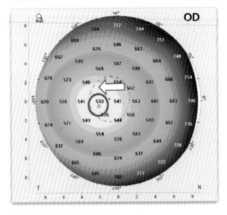
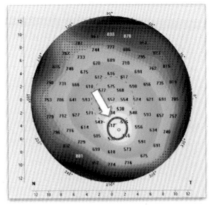
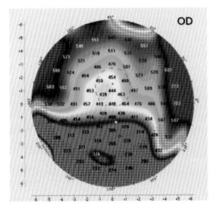
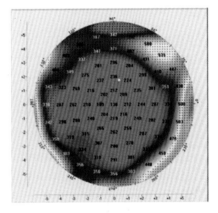

图 1.19 角膜厚度图的异常图形。左上：水平位移。右上：穹顶形。左下：钟形。右下：球形。

程中，获取的角膜断层图像会受大 κ 角和检查偏位的影响。例如，对称领结可能显示为斜轴对称领结，并且对称沙漏图像可以表现为舌状延伸图形。图 1.25 和图 1.26 显示了垂直和水平的对称领结是如何被较大的 x 轴和 y 轴或两者（κ 角）同时影响，从而导致假阳性。另一方面，不对称领结可能被大 κ 角隐藏，这种情况同样会表现在高度图中，不仅会影响图形，还会影响数值。

在研读角膜断层地形图时，应始终考虑 κ 角，要记住，检查过程中未对准角膜拍摄，会导致与大 κ 角相同的结果。为了区分大角度和检查偏位，应考虑并比较双眼的 κ 角（或瞳孔中心的 x 和 y 坐标值），当左眼的 κ 角相比右眼更大时更应注意。如果双眼 κ 角对称(注意水平分量的代数符号相反)，则可认为数据真实，否则可能存在检查偏位的影响。有助于区分这两种情况的另一个方法是考虑双眼角膜图形的镜像性，将在下面的章节中进行讨论。不管怎样，强烈建议：当 κ 角异常(或瞳孔中心的 x 和 y 坐标值异常)、角膜断层地形图图形异常时，应重复检查拍摄。

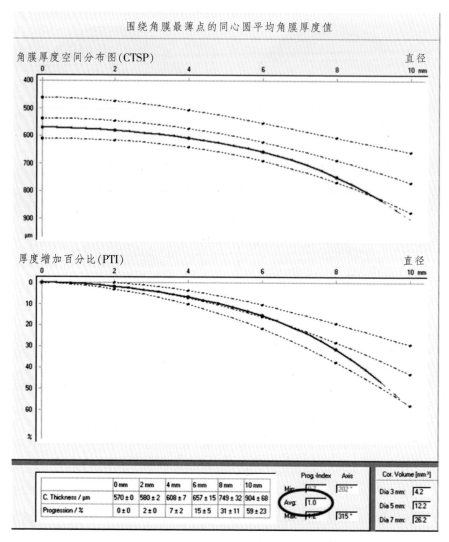

图 1.20 角膜厚度空间分布图(CTSP)和厚度增加百分比(PTI)。

双眼角膜的镜像性

双眼角膜的镜像性是指同一人双眼的角膜断层地形图形态和数值之间存在镜像对称(图 1.27)。这种双眼对称镜像性被用于鉴别正常角膜和圆锥角膜。人们建立了双眼相似度数字评分系统,并划定左右眼不对称的正常范围(表 1.4)[55,58]。

在研究角膜断层地形图时,双眼镜像性非常重要。当双眼角膜表现出以下不规则的镜像对称情况可能是正常的,包括:①斜轴对称领结和最薄点的水平位移,此时 κ 角的水平分量较大;②下方陡峭、不对称领结下方陡峭和最薄点的垂直位

围绕角膜最薄点的同心圆平均角膜厚度值

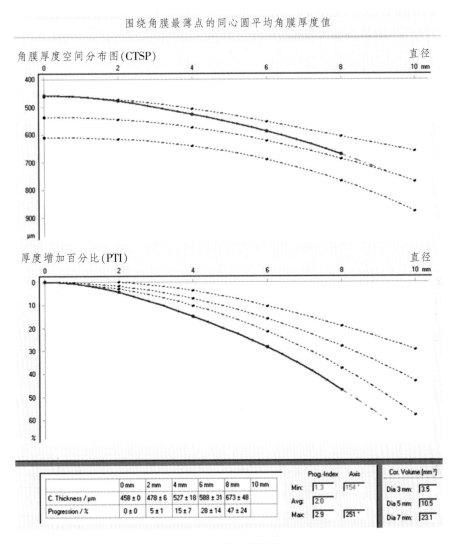

图 1.21　快速倾斜形。

移,此时 κ 角的垂直分量较大;③斜轴不对称领结和最薄点的垂直-水平位移,此时 κ 角的水平和垂直分量都很大。换句话说,当双眼表现为镜像性不规则时,应考虑原因是否可能为 κ 角过大。

扩张性角膜疾病的定义

扩张性角膜疾病的定义基于以下角膜地形图像和角膜断层图像的特征。

1.明确的角膜扩张症

● 圆锥角膜:异常角膜前表面曲率图联合后表面高度图可以辅助诊断[59]。无

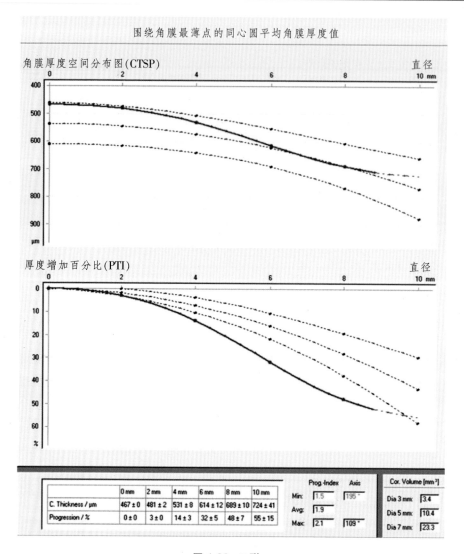

围绕角膜最薄点的同心圆平均角膜厚度值

角膜厚度空间分布图（CTSP）　　　　　　　　　　　　　　　　　　　　直径

厚度增加百分比（PTI）　　　　　　　　　　　　　　　　　　　　　　　直径

	0 mm	2 mm	4 mm	6 mm	8 mm	10 mm		Prog.Index	Axis		Cor. Volume [mm³]	
C. Thickness / μm	467 ± 0	481 ± 2	531 ± 8	614 ± 12	689 ± 10	724 ± 41	Min:	1.5	195°	Dia 3 mm:	3.4	
Progression / %	0 ± 0	3 ± 0	14 ± 3	32 ± 5	48 ± 7	55 ± 15	Avg:	1.9		Dia 5 mm:	10.4	
							Max:	2.1	109°	Dia 7 mm:	23.3	

图 1.22　S 形。

须考虑角膜厚度图。因为在厚角膜患者中亦可能发生圆锥角膜（图 1.28）[60]，而有些健康角膜也可能较薄（图 1.29）。

- 透明性边缘角膜变性（图 1.30）：透明性边缘角膜变性和圆锥角膜被认为是扩张性角膜疾病的不同临床表现[59]。角膜前表面曲率图的蟹爪形图案联合异常后表面高度图可以辅助诊断[59]。仅有蟹爪形图案尚不能确诊透明性边缘角膜变性，而角膜厚度图上的"钟形变薄区"是透明性边缘角膜变性的标志，也是与透明样圆锥角膜相鉴别的重要特点[61]。

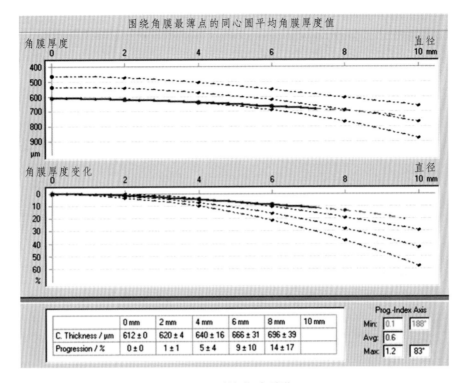

图 1.23 平坡形(扁平形)。

- 透明样圆锥角膜(图 1.31):部分圆锥角膜在角膜前表面曲率图上显示为蟹爪形[61,62]。这时角膜厚度图上没有"钟形变薄区",这类图形被命名为"透明样圆锥角膜"[61]。
- 球形角膜(图 1.32):其特征是角膜前表面曲率广泛陡峭和角膜厚度普遍变薄[63,64]。
- 激光视力矫正术后角膜扩张(图 1.33):它通常发生在 LASIK 后,很少发生在 PRK 术后,与某些扩张性角膜疾病相似。

2.类角膜扩张症或顿挫期圆锥角膜和疑似圆锥角膜

这两个名称值得商榷。Belin 等[65]将疑似圆锥角膜描述为没有表现出明显疾病,但有明确的扩张性角膜疾病家族史,或者表现出一个或多个已知相关参数(例如,角膜厚度、角膜前后表面高度、生物力学改变)显著超出正常范围,但又没有达到诊断扩张性角膜疾病的标准。Klyce 等[66]提出顿挫期圆锥角膜和疑似圆锥角膜的鉴别特点,他们认为,在发现单侧圆锥角膜时,没有任何临床表现(除了一些角膜地形图变化之外)的对侧眼应该诊断为顿挫期圆锥角膜,而疑似圆锥角膜这个诊断

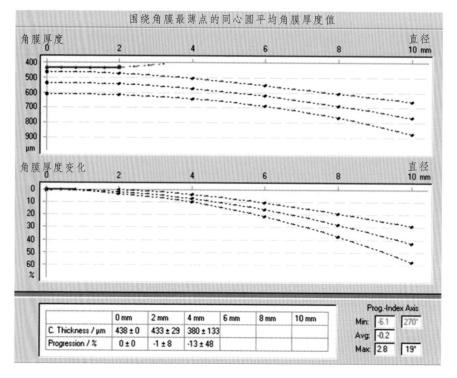

图 1.24   反向斜坡形(倒转形)。

表 1.4   双眼角膜不对称评分 [a]

评分标准	双眼差值,即阳性(+1 分)
平均角膜前表面曲率(K_m 前)	≥0.3D
平均角膜后表面曲率(K_m 后)	≥0.1D
角膜最薄点厚度	≥12μm
角膜最薄点前表面的高度	≥2μm
角膜最薄点后表面的高度	≥5μm

[a] 6%~11%的健康人得 3 分,少于 4%的非圆锥角膜的患者得 4 分。得 5 分者应考虑高度异常(非圆锥角膜患者中不超过 1%得 5 分)。

术语应该保留给那些双眼都不是圆锥角膜,但有特定角膜地形图变化的患者。

顿挫期圆锥角膜和疑似圆锥角膜更适用于描述角膜前表面曲率图异常,而后表面高度图正常的患者(图 1.34),Klyce 的定义可用来鉴别两者。

3.高危角膜

• 后表面圆锥角膜:是一种罕见的非进行性的角膜疾病,最初由 T. Harrison

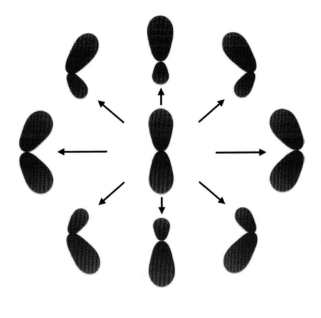

图 1.25　不同眼位偏斜或大 κ 角时,垂直对称领结形(顺规散光)角膜地形图图形的变化。

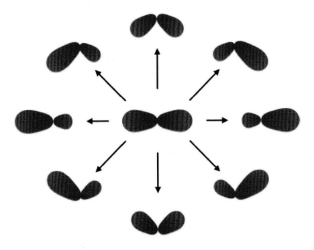

图 1.26　不同眼位偏斜或大 κ 角时,水平对称领结形(逆规散光)角膜地形图图形的变化。

Butler 在 1930 年描述为角膜后表面的"小盆状凹陷"[67]。后来也被大家称为后表面圆锥角膜,其特征是角膜后部变薄,而角膜前表面没有发生扩张。临床表现为角膜混浊,通常认为是发育异常导致,但也可由眼外伤引起[68]。一般分为两组:一组是广泛后表面圆锥角膜,表现为均匀的角膜陡峭;另一组是局限后表面圆锥角膜,表现为角膜后表面局部凹陷。在角膜断层上表现为前表面曲率正常,而后表面异常升高。

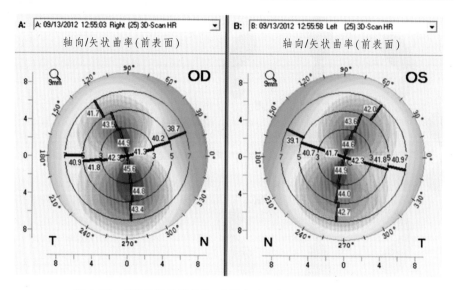

图 1.27   双眼角膜的镜像性(右眼与左眼的图形呈镜像对称)。

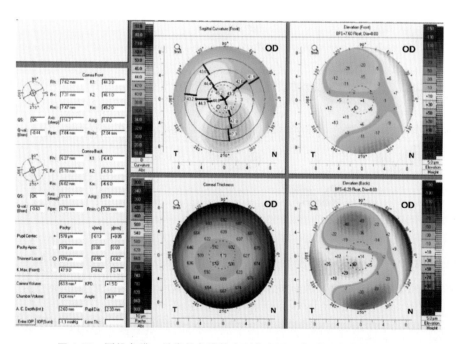

图 1.28   圆锥角膜。异常的角膜前表面曲率图和角膜后表面高度图。

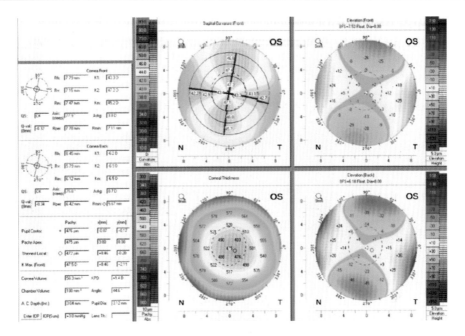

图 1.29　正常薄角膜的厚度图。

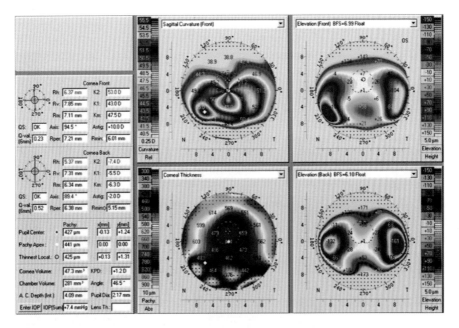

图 1.30　透明性边缘角膜变性。角膜前表面曲率图上的蟹爪图案和角膜厚度图上的"钟形"图案。

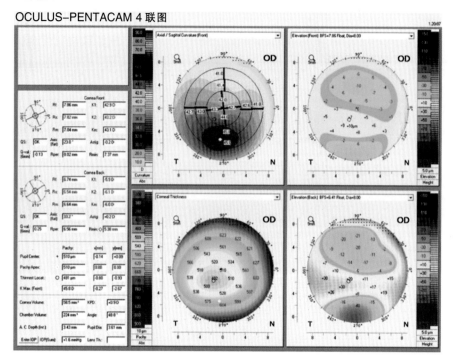

图 1.31   透明样圆锥角膜。角膜前表面曲率图上表现为蟹爪图案,但角膜厚度图没有"钟形"图案。

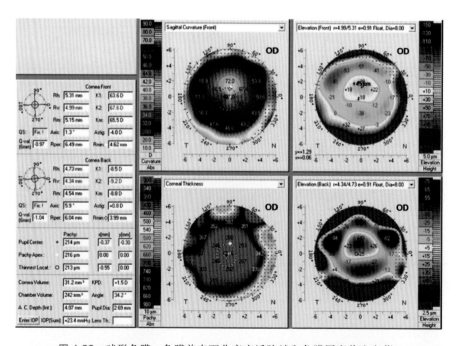

图 1.32   球形角膜。角膜前表面曲率广泛陡峭和角膜厚度普遍变薄。

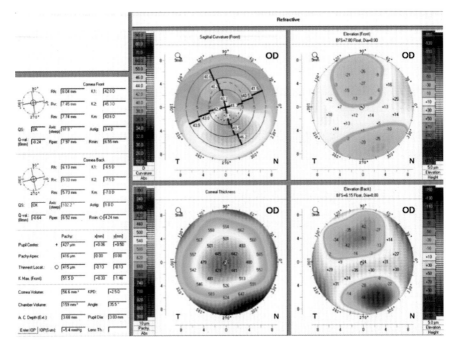

图 1.33　激光视力矫正术后的角膜扩张，与某些扩张性角膜疾病表现相似。

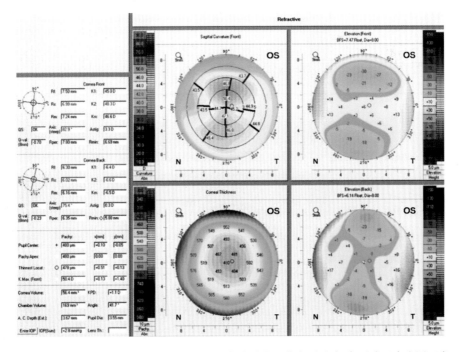

图 1.34　疑似圆锥角膜和顿挫期圆锥角膜。角膜前表面曲率图异常，但后表面高度图正常。

●看似正常的角膜:扩张性角膜疾病家族史阳性,但双眼角膜断层地形图检查正常。该类别被 Belin 等归类为疑似圆锥角膜[65],但我倾向于将其作为一个独立的名词。

●未分类的异常角膜:检查值明显超出正常范围,但未达到扩张性角膜疾病诊断标准的异常角膜,该类别被 Belin 等归类为疑似圆锥角膜[65],但是,这类异常角膜未包含在任何先前定义的分类之下,最好有一个独立的命名。图 1.35 是此分类的示例。

1.4.2.2 非扩张性角膜不规则散光

不规则散光可能由外科手术或外伤引起,也可与角膜病变相关。

手术引起的不规则散光

角膜屈光手术和角膜移植术可以引起角膜不规则散光。

角膜屈光手术

(1)放射状角膜切开术(RK):切口的愈合通常非常缓慢且不可预测。由于切口内不规则纤维组织形成和上皮内生,角膜中央发生不对称变平。当切口≥8 个,

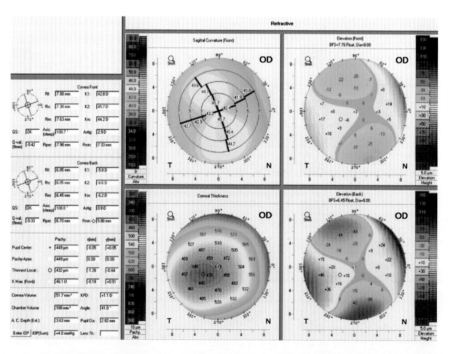

图 1.35 未分类的异常角膜。角膜前表面曲率图和后表面高度图均正常,但其他图表现异常。

切口延伸至角膜中央 3mm 区域内,或存在过度增生的瘢痕时,则视力障碍和眩光会更明显[69]。然而,RK 由于术后效果的精确性和稳定性欠佳,已被激光视力矫正术(LVC)完全取代。

(2)激光视力矫正术。激光视力矫正术包括:①表层切削:光学屈光性角膜切削术(PRK);经上皮准分子激光屈光性角膜切削术(TransPRK);乙醇法准分子激光上皮瓣下角膜磨镶术(LASEK);微型角膜刀法准分子激光上皮瓣下角膜磨镶术(Epi-LASIK)。②板层切削:准分子激光原位角膜磨镶术(LASIK);飞秒激光辅助的准分子激光原位角膜磨镶术(FemtoLASIK);前弹力层下激光角膜磨镶术(SBK)。③飞秒激光小切口基质透镜取出术(SMILE)。

激光视力矫正手术引起的角膜不规则通常由以下原因引起:

(1)术前因素:不规则的角膜断层地形图,激光设备校准不佳和工作环境差,如手术室内湿度不符合规定、空气质量太差等[70]。

(2)术中因素

• 表层切削:机械去除上皮过程中不慎侵入角膜基质;激光动力学不良,激光切削过程中产生的烟雾导致角膜中央区切削不佳;激光治疗过程中对位不良或偏心;激光设备校准不良导致中央岛或偏心切削;散光治疗过程中旋转补偿不佳;角膜层间积液[70]。

• 板层切削:角膜瓣制作过程中的并发症,如不完全瓣、不规则瓣、游离瓣和纽扣孔瓣;角膜瓣蒂部的瓣基质面的误切削、基质床外切削,通常发生在远视激光治疗中,可以根据 κ 角偏移量和角膜映光点来调整制作角膜瓣的中心,从而避免上述并发症[70]。

(3)术后因素

• 表层切削:伤口愈合反应不良、上皮延迟愈合、上皮下雾状混浊、角膜瘢痕和干眼[70]。

• 板层切削:并发症,如层间异物、上皮内生、弥漫性板层角膜炎(DLK)、中央毒性角膜病变(CTK)、角膜瓣移位、角膜瓣皱褶、干眼、角膜溶解或瘢痕形成[70]。

此外,角膜不规则可分为较大不规则和微小不规则两类。前者通常是由于激光切削的偏心,而后者通常是由角膜瓣并发症导致。然而,两种不规则同时发生的情况也比较常见[71]。

(1)较大不规则的类型

视力障碍的主要原因是角膜光学区内发生超过 2mm 大小、比周围区域更陡峭或平坦的区域[71]。有两种类型:偏心切削和中央岛。

• 偏心切削(图1.36):眼睛光学系统中的不对称改变。主要原因是激光扫描未对准、角膜基质面接受激光不均匀或激光能量发射不均匀、不对称或异常的伤口愈合[71]。由于角膜曲率图的参考轴、视轴和角膜顶点之间的差异,最好通过角膜高度图而不是角膜曲率图进行评估[62]。偏心会引起高阶像差,尤其是彗差。

• 中央岛:位于角膜中央区域,大小为1.0mm,与周围相比曲率相差>1.0D,且未向周边扩展[72]。中央岛与周边区域相比可能更平坦(图1.37),亦可能更陡峭(图1.38)。如果中央岛直径小于暗瞳直径,则会导致夜间眩光。病因是多因素的[71],包括伤口的愈合过程、瞳孔的大小、治疗量、切削区的直径和形态、激光切削的质量和角膜瓣质量。中央岛如果是平坦的,会产生正球面像差;如果是陡峭的,则会产生负球面像差,这将在第2章中进行详细讨论。

(2)微小不规则类型

这是一种角膜非连续的不规则,而并非角膜明确形成更陡峭或更平坦的区域[71]。

此外,角膜不规则可根据其临床影响分为4个等级。表1.5显示了激光视力矫正术后角膜不规则性的临床分级[71]。

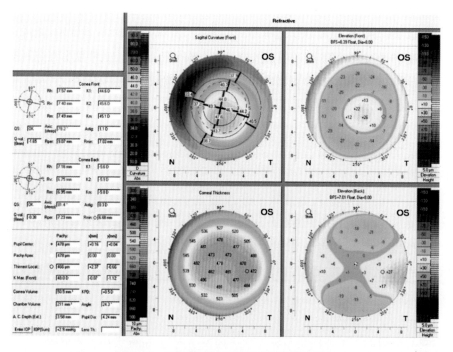

图1.36 远视激光视力矫正术后偏心切削。

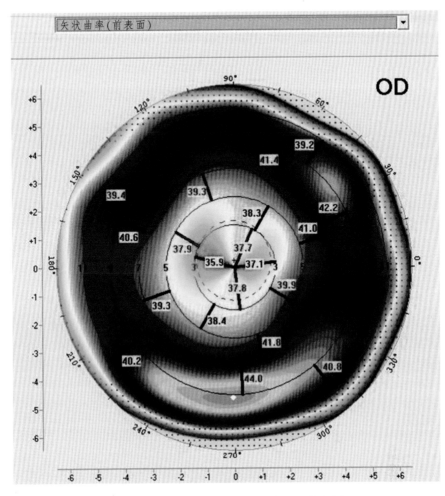

图 1.37　近视激光视力矫正术后平坦的中央岛。

角膜移植术

(1)穿透性角膜移植术(PKP)

穿透性角膜移植术由以下原因而引起不规则散光。

· 术前因素:供体的年龄、受体角膜的大小和受体角膜的病理特征,如角膜周边变薄或扩张、局灶性水肿或瘢痕、Bowman 层缺损、血管化程度,以及此前行穿透性角膜移植术或其他角膜手术。

· 术中因素:供体和(或)受体的偏心环钻;"垂直倾斜",起因于伤口形态的差异、在供体和受体应用环钻技术的不同、环钻偏离光学轴、角膜缘平面不水平、环钻方向改变而产生阶梯、高或低的眼内压或前房内压力、由垂直切割不一致引起

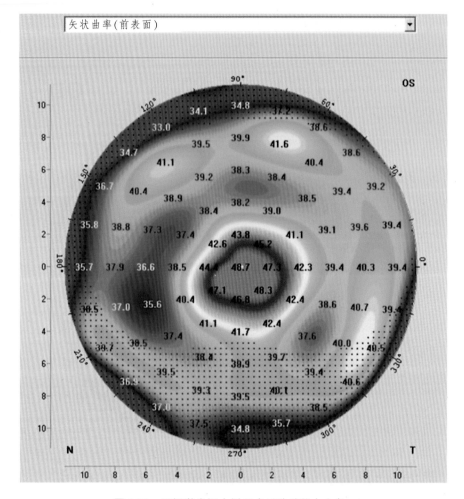

图 1.38 远视激光视力矫正术后陡峭的中央岛。

的板层错叠；"水平扭曲"（由于第二缝合线的不对称放置、移植物在水平形状上不一致产生不佳排列）；供体过大或过小；角膜的扭曲和挤压（例如，环钻刀口迟钝）；手术器械对角膜造成损伤；缝合相关因素，如缝合材料、缝合技术（间断缝合，连续缝合，双连续缝合，各种式样的混合）、缝合线长度、相对于供体和受体交界处的缝合角度、缝线的张力和缝合的"深度差异"；同时联合内眼手术（三联手术、IOL 置换等）；固定环和开睑器；手术医生的经验。

• 术后因素：缝合相关因素，如缝合线的脱落、松动、缝合线调整或选择性拆线、拆线时机（依次拆线或一次性全部拆线）；伤口愈合过程（包括伤口裂开、角膜后增生膜、重叠切口边缘嵌顿和局部血管化）；药物（例如，皮质类固醇）；术后

表 1.5　激光视力矫正术后角膜不规则性分级

分级	症状和体征
1	在夜晚和日光下有轻微症状
	在阅读、驾驶或行走时,丢失 1~2 行最佳矫正视力
	正常生活无碍,无不适主诉
	没有单眼复视
	光线追迹检查异常,扭曲变形 2~8μm
	像差:均方根=2~3μm
2	中度失能
	丢失 3~4 行最佳矫正视力
	阅读和驾驶部分受影响,特别是在昏暗的灯光环境下
	有些患者宁愿闭上患眼
	中度单眼复视
	光线追迹检查异常,扭曲变形 8~14μm
	像差:均方根=3~6μm
3	严重失能
	难以完成视觉相关任务
	丢失 5 行以上最佳矫正视力,患者宁愿闭上患眼
	在合适的光照情况下,阅读和驾驶受影响
	严重单眼复视或双眼复视
	光线追迹检查异常,扭曲变形>14μm
	像差:均方根>6μm
4	盲
	最佳矫正视力≤0.1
	由于角膜严重不规则,无法进行像差测量、光线追迹和角膜地形图检查

外伤。

　　然而,环钻术中可以使用环钻刀或飞秒激光,后者在以下方面显著优于前者:可避免眼内组织损伤、可避免径向和切向"挤压"组织、减少水平扭转("Erlangen定向齿印")、减少垂直倾斜、减少供体和受体的偏心。

　　(2)板层角膜移植术(LKP)

　　上述穿透性角膜移植术章节中提到的内容都适用于板层角膜移植术。但与穿透性角膜移植术相比,一些术中影响因素对板层角膜移植术的影响可能较小。

外伤

角膜外伤可能导致不规则散光，这与外伤类型和最初处理的手术技术有关。角膜伤口通过两种机制影响视力：视轴上的瘢痕和(或)引起不规则散光的瘢痕。瘢痕的位置、大小、结构和深度都对患者的视功能有重要影响[73,74]。

角膜瘢痕的角膜断层地形图特征根据瘢痕的大小、位置和密度而不同。当瘢痕区域较小时，因角膜断层扫描仪衍生界限，瘢痕区域大小可能是推测得来的。角膜瘢痕具有如下的角膜断层地形图显示特征：

- 瘢痕的真实变平区域超过了瘢痕区域。

- 相应的角膜厚度估计错误：某些变薄可能是由角膜基质收缩引起，但由于光的散射，角膜断层扫描仪无法透过瘢痕对角膜厚度进行真实测量。

- 角膜后表面高度隆起估计错误：某些后表面隆起可能由角膜基质收缩引起，但由于光散射，角膜断层扫描无法透过瘢痕对角膜后表面高度进行真实测量。

可通过上述 3 个角膜断层地形图的表现特征，将角膜瘢痕与扩张性角膜疾病相鉴别，因为扩张性角膜疾病的角膜前表面曲率陡峭而非平坦，并且后表面高度异常。

角膜病变

任何改变角膜结构的角膜疾病、炎症、感染、营养不良或变性都可能引起不规则散光。眼表疾病是不规则散光的重要来源。一般来说，除扩张性角膜病引起的不规则散光外，干眼、角膜接触镜引起的角膜形态改变、翼状胬肉和疱疹性疾病是导致不规则散光最常见的病因[75]。

干眼影响 K 值读数的准确性，并引起角膜的局灶性不规则，最常表现为角膜中央或下方陡峭，这可能与早期扩张性角膜疾病混淆。

角膜接触镜的过度佩戴常会导致角膜陡峭、角膜上皮和基质变薄[76-78]。平均停戴角膜接触镜 8 周后，才可能使角膜的上述改变恢复[68]。

翼状胬肉常常会引起不规则的顺规散光[79-81]。几种机制如下：胬肉遮蔽了其下的角膜组织，导致数据推断错误；翼状胬肉的顶端泪液集聚[68]；胬肉压迫角膜基质；沿翼状胬肉的半子午线角膜不对称收缩[82,83]。引起散光的大小与翼状胬肉的大小有关[84,85]。

疱疹性角膜病可能并发线性树枝状和(或)斑点状瘢痕。外伤性瘢痕的角膜断层地形图特征同样适用于疱疹性角膜炎。其他感染引起的瘢痕灶通常更严重和弥漫，此时，角膜地形图会显示非特异性、微小不规则散光的变化[75]。

1.5　不规则散光的评估

不规则散光的定性和定量评估至关重要。散光的定性采用客观评估方式,而散光的定量需要主观、客观评估结合。

1.5.1　不规则散光的主观评估

当眼科检查发现可疑症状时,需要进行主观评估。

(1)疑似不规则散光:有以下情况需要怀疑存在不规则散光。

● 症状:患者主诉视物有光影、眩光、星芒、重影、扭曲、单眼复视。

● 扩张性角膜疾病阳性家族史。

● 非常规显性散光:一些医生认为顺规散光>3.0D、逆规散光>2.0D、斜轴散光>2.0D 为非常规显性散光。

● 检影验光影动异常:检影验光出现剪动现象,是扩张性角膜疾病的早期临床体征,但也可见于严重的不规则散光或屈光介质混浊[86]。

● 采用框架镜难以矫正至最佳矫正远视力(CDVA),但采用框架镜与小孔镜结合或硬性透气性角膜接触镜(RGP)可以达到最佳预测视力(PVA)[70]。

● 显性散光的轴向难以确定:患者犹豫不决、难以辨别不同的散光轴向,或采用散光扇盘、表盘时患者无法给出确定的回答[70]。

● 最佳矫正远视力与显然验光(MR)的散光度数及轴位不匹配:当客观验光结果显示散光度数较高时,患者认为在一个不同轴位进行柱镜的矫正才能获得较满意视力[70]。

● 屈光参差:在任一条子午线上,双眼的屈光度存在显著差异(>1.0D)[87]。图1.39 显示了水平子午线上的屈光参差,图1.40 显示了斜轴散光的屈光参差,垂直和水平子午线屈光力的计算公式如下:

$$F_\theta=(F_{cyl})\sin^2\theta$$

F_θ 是垂直子午线屈光力,F_{cyl} 是斜轴子午线屈光力,θ 是垂直子午线与矫正散光轴的夹角。

(2)主觉验光

主觉验光包括显然验光、睫状肌麻痹验光(CR)和睫状肌麻痹恢复后验光(PMT)。显然验光可直接确定轻度不规则散光,对确定中度不规则散光有些难度,在确定严重的不规则散光时,难度较大。然而,所有的主观测量方法都应该尽可能

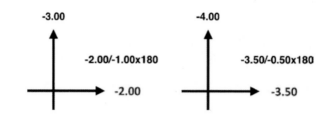

图 1.39　水平子午线屈光参差。

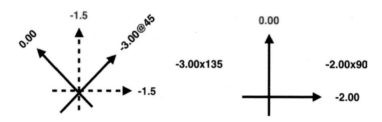

图 1.40　斜轴子午线屈光参差。

获得一个准确的显然验光结果,如散光表盘、散光扇盘、交叉柱镜和过矫等技巧。虽然有应用于双眼平衡的验光操作技巧,但仅对配镜有重要价值,并不太适用于激光视力矫正术。当矫正后的主觉验光度数和角膜屈光力存在差异(将在本章后面探讨),或发现上述疑似不规则散光(第 5~8 条)时,需要进行睫状肌麻痹验光。睫状肌麻痹恢复后验光是睫状肌麻痹验光后复核验光结果的重要步骤。其通常在睫状肌麻痹效果消除后(大约 3 天后)进行。

1.5.2　不规则散光的客观评估

不规则散光可通过客观评估(诊断、分级和分类)进行量化,通过测量高阶像差、角膜屈光力、角膜断层扫描、角膜地形图和波前像差分析进行评估。

1.5.2.1　角膜断层扫描与角膜地形图

角膜地形图是指基于 Placido 环原理获得的角膜的地形图,其信息来源于角膜前表面。角膜地形图可直接测量角膜曲率,间接计算角膜高度。角膜断层扫描可提供角膜前表面和后表面信息,并测量角膜厚度。与角膜地形图不同,角膜断层扫描直接测量角膜高度,间接计算角膜曲率。角膜断层扫描地形图是由 Scheimpflug 成像系统和裂隙扫描产生的地形图。角膜断层成像采用裂隙光穿透角膜各层,除了测量角膜厚度之外,还提供角膜前后表面信息[88]。

由于角膜地形图基于 Placido 环在角膜前表面反射原理,在探测角膜前表面信息方面优于角膜断层扫描技术，尤其在角膜瘢痕的病例中。因角膜瘢痕在裂隙光下会产生光散射和弥散，产生失真信息，并导致错判。所以，采用角膜断层扫描评估由角膜瘢痕导致的不规则散光是不可靠的。

另一方面，角膜断层扫描在计算角膜屈光力方面非常重要，角膜屈光力是角膜表面和角膜厚度的屈光总和。这将在本章后面讨论。

1.5.2.2 波前像差

波前像差包括角膜像差和全眼像差。前者是由角膜不规则散光导致的，而后者是由全眼屈光系统(主要是角膜和晶状体)的不规则散光所导致的高阶像差。波前像差可对高阶像差进行定性和定量评估。第 2 章将探讨这一话题。

1.6 客观角膜屈光力

客观角膜屈光力通常用角膜曲率(K 值)表达。客观角膜屈光力可用来计算角膜球–柱镜屈光力。

角膜客观球–柱镜屈光力(ODP)的测量具有重要的临床意义。在婴幼儿、主观反应不可靠的神经功能障碍患者，以及白内障、玻璃体积血、前房积血等屈光介质混浊的患者中，MR 不适用，而客观球–柱镜屈光力可以帮助评估屈光度。此外，测量客观球–柱镜屈光力对扩张性角膜疾病和不规则角膜非常有帮助，特别是在以上的中至重度病例中，MR 的测量困难及误差较大。在这种情况下，可以将客观球–柱镜屈光力与 MR 进行比较，检查 MR 的可靠性，尤其是散光轴向和散光量。客观球–柱镜屈光力可以用来解释角膜断层地形图是如何在不规则角膜和扩张性角膜下引导软件计算球–柱镜屈光力(球镜、柱镜和轴位)的。

为了理解客观球–柱镜屈光力是如何计算的，我们将首先讨论测量角膜曲率的角膜地形图。

1.6.1 地形图测量角膜曲率[89]

根据下面的 4 个因素来区分以下几种测量角膜曲率的角膜地形图。

1.6.1.1 影响角膜屈光力测量的因素

因素 1：屈光效果

球面上任何一个点上的曲率半径都是相同的。由于在球面中心和周边区域的光线入射角不同，球面的折射会受到球面像差的影响。如本章前面所述，角膜表面为非球面,Q值表示其非球面性。当Q值为-0.53时,则无球面像差(图1.41)。当Q值更正时,球面会更平(更扁平,图1.42);如果Q值更负,球面会变得更陡(更加扁长,图1.43和图1.44)。如果Q值为0,那么就是一个完全的球面(图1.45)。任何角膜的非球面Q≠-0.53时,都意味着在进行波前像差测量时会存在球面像差。

图素2:角膜前表面和后表面

按照惯例,角膜曲率计会把角膜前表面的屈光力认为是整个角膜的屈光力。当然,这是不准确的,因为角膜前、后表面对角膜总屈光力都有贡献,要知道,非手

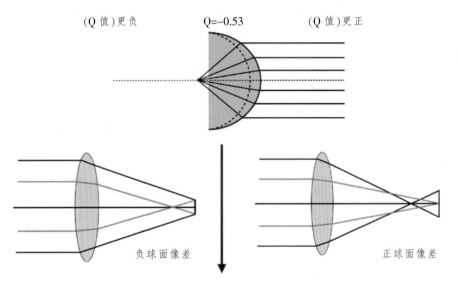

图1.41 当Q值>-0.53或者<-0.53时,分别提示会存在正球面像差或者负球面像差。当Q值=-0.53时,不存在球面像差。

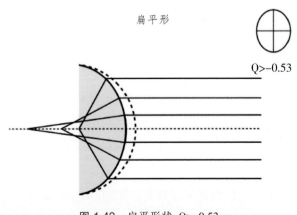

图1.42 扁平形状:Q>-0.53。

扁长形

−1.00<Q<−0.53

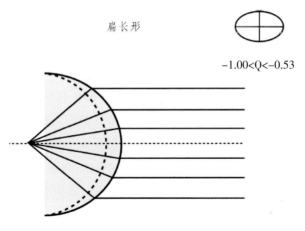

图 1.43　扁长形：−1.00<Q<−0.53。

超扁长形

Q<−1.00

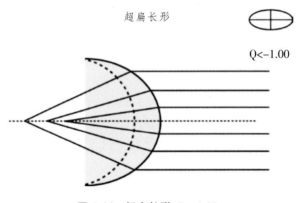

图 1.44　超扁长形：Q<−1.00。

球形

Q=0

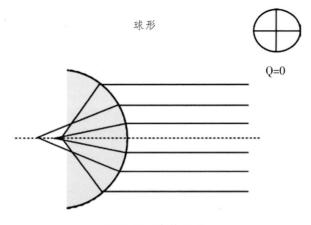

图 1.45　球形：Q=0。

术的角膜前、后表面曲率半径的比率是 82.2%。但是在屈光手术后,这一比率不再准确。这就是所谓的 Gullstrand 比。

因素 3:折射率

大多数角膜地形图和角膜曲率计使用 1.3375 的折射率计算角膜屈光力。该指数亦被称为角膜曲率计校准指数。角膜组织的真实折射率是 1.376。然而,大多数 IOL 度数计算公式使用 $n=1.3375$ 来计算所需的"K 值",并进行经验校正。此外,角膜屈光手术后的角膜由于前、后表面比值变化,测量到的 K 值将不再可靠(见因素 2)。在这种情况下,测量到的 K 值必须先转换为等效 K 值,才能将其用于折射率为 1.3375 的公式。

因素 4:主平面的位置

当通过光线追迹原理计算角膜屈光力时,需要考虑以下 3 个要素:空气折射率(1)、角膜组织折射率(1.376)和房水折射率(1.336);斜率;以及由于角膜厚度不同而有所区别的角膜前表面和后表面的主平面。

1.6.1.2　地形图测量角膜屈光力

前表面矢状(轴向)曲率图:

该图利用矢状面原理、角膜曲率计折射率(1.3375)和高斯光学定律,通过如下公式进行计算:

$$P=(n_2-n_1)/r$$

其中,P 为某点以屈光度为单位的屈光力,n_1 为入射介质的折射率,n_2 为折射介质的折射率,r 为某点的曲率半径。当将这一定律应用于角膜时,使用 K 而非 P 来表示 K 值。此图不考虑这 4 个因素中的任何一个。IOL 计算中使用的经典公式大多是基于此图获得的 K 值。图 1.46 描述了矢状面的测量原理。

前表面切向(局部)曲率图

该图与矢状曲率图相似,但采用切向原理计算曲率半径,如图 1.47 所示。该图比矢状图更详细,受检查偏位的影响更小。用该图测量时,K 值会高于矢状曲率图,因此,不适用于 IOL 计算公式。

屈光力图(前表面)

该图根据角膜曲率计折射率(1.3375),以及利用 Snell 定律(光线追迹),测量前表面屈光力,如图 1.48 所示:

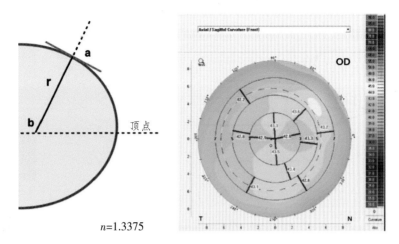

图 1.46 矢状曲率图。为了测量 a 点的曲率大小,计算机使用一条切线,切线的法线与参考轴在 b 点处相交,ab 段为 a 点处的曲率半径 r。参考轴为与角膜顶点(厚度顶点)相交的几何轴。每个角膜表面都有一个矢状面曲率图。光线从高折射率介质(角膜基质)进入低折射率介质(房水),因此,后表面曲率为负值。

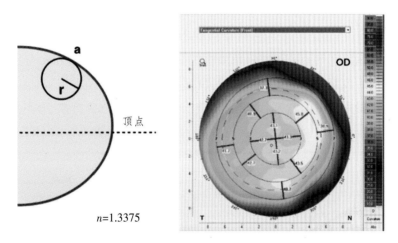

图 1.47 切向曲率图。为了测量 a 点的角膜曲率大小,计算机使用一个与 a 点处曲率相匹配的正切圆,该圆的曲率半径被认为是 a 点处曲率半径 r。在该图上没有参考轴,角膜表面的每一个点都有一个切向图。

$$\sin_a / \sin_b = n_1 - n_2$$

其中,a 为入射角,b 为折射角,n_1 为入射介质的折射率,n_2 为折射介质的折射率。因此,该图只考虑了因素 1。由于其依赖于 Snell 定律而非角膜曲率公式,因此,不能用于 IOL 计算。

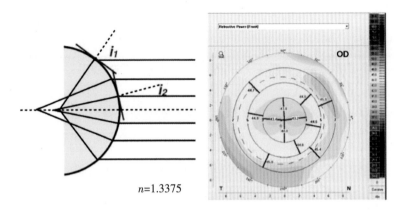

图 1.48 角膜前表面的屈光力图。

净角膜屈光力图（TNP）

该图依赖于矢状面公式和角膜的真实折射率（1.376）。通过测量角膜前后表面的屈光力来测量整个角膜的屈光力，而不考虑角膜厚度。该图考虑了因素 2 和 3。实际净角膜屈光度的公式为：

$$TNP=(n_2-n_1)/r_a+(n_3-n_2)/r_p$$

其中，$n_1=1$（空气），$n_2=1.376$（角膜组织），$n_3=1.336$（房水），r_a 和 r_p 分别是给定点上角膜前后表面的曲率半径，见图 1.49。

该图不能用于 IOL 计算，因为它依赖于角膜组织的真实指数，而不是角膜曲

$$TNP = (1.376-1) \times 1000/Ra + (1.336-1.376) \times 1000/Rp$$

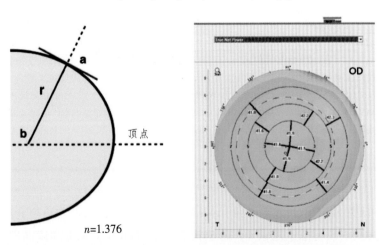

图 1.49 净角膜屈光力图。

率测量时所用的指数。

等效角膜屈光力（EKR）图

该图依赖于 Snell 定律和真实的折射率（1.376），如图 1.50 所示。它的设计考虑了因素 1 和 2。此外，对于未经手术眼，其结果（等效 K 值或等效角膜屈光力）近似于相应的模拟 K（SimK）值，这些值通常来自矢状曲率图。正因如此，该结果可以用于未经手术眼和角膜屈光手术后的经典公式。有研究采用 Holladay 2 公式对等效角膜屈光力方法进行了验证。研究表明，LASIK 术后，4.5mm 区域的平均区域等效角膜屈光力与经典方法的相关性最好，平均预测误差为（−0.06±0.56）D。对于放射状角膜切开术后患者，平均预测误差为（−0.04±0.94）D[90]。

角膜总屈光力（TCRP）图

该图利用光线追迹原理来计算屈光力（图 1.51）。它依赖于空气、角膜组织以及房水的真实屈光指数，角膜的斜率和准确的光线折射点，而折射点又取决于角膜厚度。角膜总屈光力图考虑了之前提到的 4 个因素。

尽管该图代表了角膜最真实的屈光力，但其结果并不能应用于基于折射率等于 1.3375 的经典 IOL 计算公式。和基于角膜前表面测量的角膜散光相比，此种方法测量的角膜散光在接近程度上，更加符合显然验光的散光结果。当计划行散光型 IOL 植入、角膜缘松解切口或者其他角膜屈光手术时，这种全角膜散光的测量是基本要求[91]。

$$EKR = (1.376-1) \times 1000/Ra + (1.336-1.376) \times 1000/Rp$$

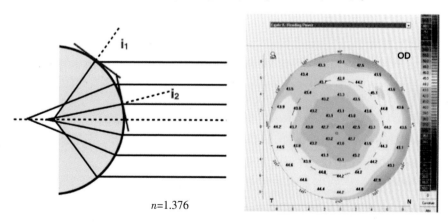

$n=1.376$

图 1.50　等效角膜屈光力图。

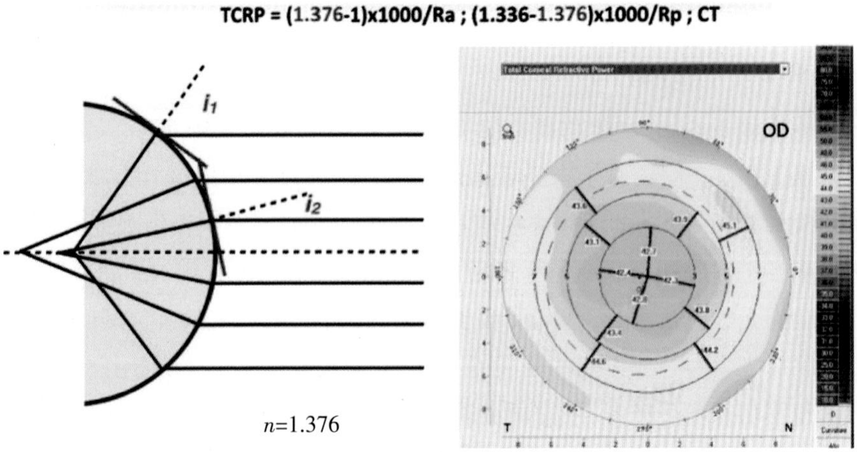
TCRP = (1.376-1)x1000/Ra ; (1.336-1.376)x1000/Rp ; CT
i1
i2
n=1.376
Total Corneal Refractive Power
OD
T
N

图 1.51 角膜总屈光力图。

1.6.2 计算角膜客观球-柱镜屈光力

由于角膜总屈光力采用光线追迹原理计算角膜散光屈光力，因此，通过这种方法获得的 K 值是最可靠的[91]。客观球-柱镜屈光力是通过来自角膜总屈光力图的 K 值(K_1 和 K_2)而计算得出，并参考它们，得出正常的平均 K 值，即参考 K 值(K_{ref})。K_{ref} 值取决于测量方法和研究人群。由于平均的正常角膜屈光力为 43.05D，因此，我使用 K_{ref}=43.0D[2]。当然，也可以使用其他指标。

尽管如此，客观球-柱镜屈光力可以通过以下系统步骤来计算。

步骤 1：从角膜总屈光力图中获得 K 值(K_1 和 K_2)。通常使用以瞳孔中心为中心的 5mm 区域内的读数。但是，任何其他区域的数据也可以使用。K_2 和 K_1 的差值代表了散光的大小。

步骤 2：为了简化这个问题，客观球-柱镜屈光力的计算采用正柱镜方程，计算步骤如下。

(1)K_1 可以加一个柱镜，从而变成 K_2，柱镜的大小等于 K_2-K_1。

(2)正柱镜的轴位就是 K_2 的轴位。

(3)通过加一个球镜，K_2 可以变成 K_{ref}，其大小等于 K_{ref}-K_2。

(4)最终的球镜、柱镜和轴位代表角膜客观球-柱镜屈光力。

步骤 3：在角膜平面用下面的公式对 MR 进行校正。

$$MRc=MR/[1-(d\times MR)]$$

其中,MRc 是在角膜平面上修正的显然验光结果,d 是后顶点距离(BVD),单位为米(通常为 0.012m 或 0.015m)。

这个公式应该在以下步骤中应用于子午线上的屈光力计算:

(1)修正平坦子午线上的屈光力。

(2)修正陡峭子午线上的屈光力。

(3)修正后的散光=修正的陡峭子午线屈光力-修正的平坦子午线屈光力。

(4)MRc=球镜(修正的陡峭子午线上)/修正后的散光×陡峭子午线的轴位。

步骤 4:用 MRc 表示正圆柱方程,并与客观球-柱镜屈光力进行核对。

N.B:客观球柱-镜屈光力的球镜和所选择的 K_{ref} 相关。但客观球柱-镜屈光力散光并不受所选 K_{ref} 影响。换句话说,如果选择的 K_{ref} 并不是 43.0D,则客观球柱-镜屈光力的球镜将和新的 K_{ref} 相关,而散光则保持不变,因为无论 K_{ref} 是多少,它都是 K_1 和 K_2 的差值。

病例 1 一例患者,右眼 MR=+4.0DS/+3.0DC×90°,后顶点距离=15mm,右眼角膜 5mm 区域的角膜总屈光力 K_1=37.5D×180°,K_2=40.0D×90°

图 1.52 显示了具有两条子午线上 K_1 和 K_2 的角膜,并显示了 K_{ref} 值的位置。

步骤 1:角膜总屈光力 K1=37.5D×180°,K2=40.0D×90°。角膜散光=K_2-K_1=40.0-37.5=+2.5D。

步骤 2:通过正圆柱方程计算客观球-柱镜屈光力,并遵循以下步骤:

(1)通过计算得:K_2-K_1=40.0-37.5=+2.5DC。

(2)+2.5DC 的轴位是 90°(K_2 轴位)。

(3)通过计算得:K_{ref}-K_2=43.0-40.0=+3.0DS。

(4)参照 K_{ref}=43.0D,客观球-柱镜屈光力=+3.0DS/+2.5DC×90°。

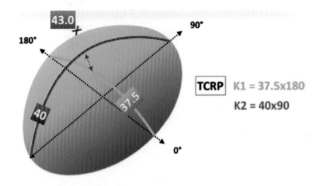

图 1.52 病例 1 的角膜子午线。

步骤 3：MR 是+4.0DS/+3.0DC×90°。在角膜平面进行轴位的修正。图 1.53 显示了显然验光在眼镜平面的子午线屈光力。显然验光在 90°轴向上有一个陡峭的子午线(+4.0D 球镜)，在 180°有一个平坦子午线(+4.0D 球镜+3.0D 散光=+7.0D)。MRc 的计算如下：

(1)修正的平坦子午线屈光力=+7.0/(1−0.015×+7.0)=+7.82D(180°轴位)。

(2)修正的陡峭子午线屈光力=+4.0/(1−0.015×+4.0)=+4.26D(90°轴位)。

(3)修正的散光：修正平坦子午线屈光力−修正的陡峭子午线屈光力=+7.82−4.26=+3.56D。

(4)MRc=球镜(修正的陡峭子午线屈光力)/修正的散光×陡峭子午线的轴位=+4.26DS/+3.56DC×90°。

步骤 4：MRc 和客观球−柱镜屈光力具有可比性和一致性。

病例 2 一例患者，左眼 MR=−3.0DS/−2.0DC×180°，后顶点距离=12mm，左眼角膜 5mm 位置的角膜总屈光力 K₁=44.5D×180°，K₂=47.0D×90°。

图 1.54 显示了角膜的两条子午线 K_1、K_2 和 K_{ref} 值的位置。

步骤 1：角膜总屈光力 K₁=44.0D×180°，K₂=47.0D×90°。角膜散光=K₂−K₁=47−44.0=+3.0D。

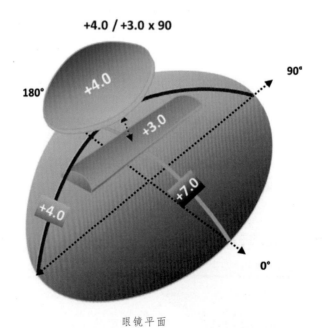

图 1.53 病例 1 中，眼镜平面上，显然验光的子午线屈光力。

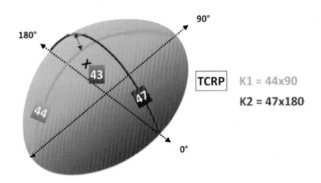

图 1.54　病例 2 的角膜子午线。

步骤 2：客观球–柱镜屈光力通过正柱镜方程计算，并遵循下面的步骤。

(1) $K_2-K_1=47.0-44.0=+3.0DC$。

(2) $+3.0DC$ 的轴位是 90°（K_2 轴位）。

(3) $K_{ref}-K_2=43.0-47.0=-4.0DC$。

(4) 参照 $K_{ref}=43.0D$，$-4.0DS/+3.0DC×90°$。

步骤 3：MR 为 $-3.0DS/-2.0DC×180°$。在角膜平面进行轴位的修正。图 1.55 显示了 MR 在眼镜平面的子午线屈光力。MR 在 180°轴向上有一个平坦的子午线

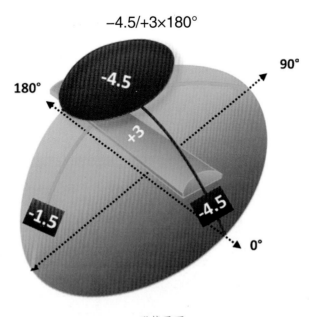

图 1.55　病例 2 中，眼镜平面上，显然验光的子午线屈光力。

（–3.0D 球镜），在 90°有一个陡峭的子午线［–3.0D 球镜+（–）2.0D 柱镜=–5.0D］。MRc 的计算步骤如下：

(1)修正的平坦子午线屈光力=–3.0/(1–0.012×–3.0)=–2.9D(180°轴位)。

(2)修正的陡峭子午线屈光力=–5.0/(1–0.012×–5.0)=–4.7D(90°轴位)。

(3)修正的散光：修正平坦子午线屈光力–修正的陡峭子午线屈光力=–2.9–(–4.7)=+1.8D。

(4)MRc=球镜(修正的陡峭子午线屈光力)/修正的散光×陡峭子午线的轴位=–4.7DS/+1.8DC×90°。

步骤 4：MRc 和 ODP 具有可比性和一致性。

病例 3　一例右眼圆锥角膜的患者，裸眼视力为 0.3(小数视力)，框架最佳矫正视力为 0.7(小数视力)，MR=–3.0DS/–3.0DC×95°(后顶点距离=12mm)。图 1.56 是他右眼角膜断层地形图的屈光 4 联图。图 1.57 是屈光力分布图。角膜总屈光力 K_1=40.4D×165.6°，K_2=42.7D×75.6°(5mm 区域)。

步骤 1：角膜总屈光力 K_1=40.4D×165.6°，K_2=42.7D×75.6°。角膜散光=K_2–K_1=42.7–40.4=+2.3D。

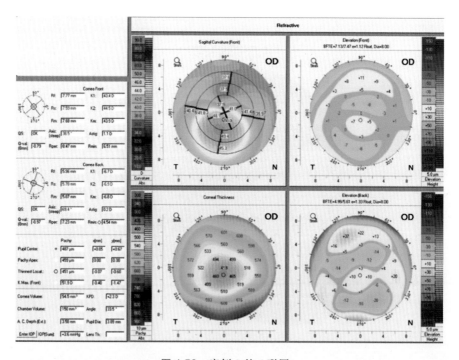

图 1.56　病例 3 的 4 联图。

	K-Readings (D) calculated in zones centered on pupil center							Zone Apex Ring Pupil
Zone Diameter	1.0 mm	2.0 mm	3.0 mm	4.0 mm	5.0 mm	6.0 mm	7.0 mm	8.0 mm
Sagittal Front K1	40.5 (50.4°)	41.2 (164.2°)	41.2 (160.8°)	41.0 (165.7°)	40.8 (168.7°)	40.5 (171.2°)	40.3 (171.2°)	40.0 (171.6°)
K2	40.9 (140.4°)	41.7 (74.2°)	42.5 (70.8°)	43.3 (75.7°)	43.0 (70.7°)	43.9 (80.2°)	43.7 (81.2°)	43.4 (81.6°)
True Net Power K1	38.6 (54.5°)	39.5 (2.1°)	39.7 (163.7°)	39.7 (165.3°)	39.6 (167.5°)	39.4 (168.8°)	39.2 (169.0°)	38.9 (170.7°)
K2	39.0 (144.5°)	39.8 (92.1°)	40.6 (71.7°)	41.5 (75.3°)	42.0 (77.5°)	42.2 (78.9°)	42.1 (79.9°)	41.8 (80.7°)
Tot Refr Power K1	38.6 (59.5°)	39.9 (119.4°)	40.2 (150.3°)	40.4 (161.3°)	40.4 (165.6°)	40.5 (167.5°)	40.5 (168.9°)	
K2	39.3 (149.5°)	40.1 (26.4°)	41.0 (60.3°)	41.9 (71.3°)	42.7 (75.6°)	43.1 (77.5°)	43.2 (78.9°)	

图 1.57 病例 3 的屈光力分布图。黑圈:以瞳孔为中心,直径 5mm 区域,通过角膜屈光力方法测量的 K 值。

步骤 2:客观球-柱镜屈光力通过正柱镜方程计算,并遵循下面的步骤。

(1)通过 $K_2-K_1=42.7-40.4=+2.3DC$。

(2)+2.3DC 的轴位是 75.6°(K2 轴位)。

(3)通过 $K_{ref}-K_2=43.0-42.7=+0.3DC$。

(4)客观球-柱镜屈光力=+0.3DS/+2.3DC×75.6°。

步骤 3:MR 为-3.0DS/-3.0DC×95°。在角膜平面进行轴位的修正。图 1.58 显示了 MR 在眼镜平面的子午线屈光力。MR 在 95°轴向上有一个平坦的子午线(-3.0D 球镜),在 5°轴向上有一个陡峭子午线[-3.0D 球镜+(-)3.0D 柱镜=-6.0D]。MRc 的计算步骤如下:

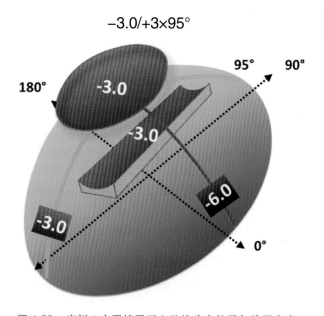

图 1.58 病例 3 中眼镜平面上显然验光的子午线屈光力。

（1）修正的平坦子午线屈光力=-3.0/（1-0.012×-3.0）=-2.9D（95°轴位）。

（2）修正的陡峭子午线屈光力=-6.0/（1-0.012×-6.0）=-5.6D（5°轴位）。

（3）修正的散光：修正平坦子午线屈光力-修正的陡峭子午线屈光力=-2.9-（-）5.6=+2.7D。

（4）MRc=球镜（修正的陡峭子午线屈光力）/修正的散光×陡峭子午线的轴位=-5.6D/+2.7D×5。

步骤4：客观球-柱镜屈光力和MRc比较，在球镜、散光和轴位上有较大的差异。这在中度及晚期扩张性角膜疾病中并不少见。这可以解释为高阶像差对MR的影响，建议采用睫状肌麻痹验光和睫状肌麻痹恢复后验光对MR进行优化。

参考文献

1. Mosquera SA, Verma S, McAlinden C. Centration axis in refractive surgery. Eye Vis. 2015;2:4. https://doi.org/10.1186/s40662-015-0014-6.
2. Miller D, Gurland JE, Isby EK, et al. Human eye as an optical system. In: American Academy of Ophthalmology Basic and Clinical Sciences Course. San Francisco: American Academy of Ophthalmology; 1988-1990. p. 108–9.
3. Ferris J. Gross structure. In: Basic sciences in ophthalmology: a self assessment text. 2nd ed. London: BMJ Publishing Group; 1999. p. 18.
4. Harvey EM, Dobson V, Miller JM. Prevalence of high astigmatism, eyeglass wear, and poor visual acuity among native American grade school children. Optom Vis Sci. 2006;83:206–12.
5. Srivannaboon S, Chotikavanich S. Corneal characteristics in myopic patients. J Med Assoc Thail. 2005;88:1222–7.
6. Gudmundsdottir E, Arnarsson A, Jonasson F. Five-year refractive changes in an adult population: Reykjavik eye study. Ophthalmology. 2005;112:672–7.
7. American Academy of Ophthalmology. Corneal zones. https://www.aao.org/bcscsnippetdetail.aspx?id=65c7bff9-4f1e-4717-8585-40318390fc7c.
8. Gatinel D, Haouat M, Hoang-Xuan T. A review of mathematical descriptors of corneal asphericity. J Fr Ophtalmol. 2002;25:81–90.
9. Boxer W, Huynh VN, El-Shiaty AF, et al. Evaluation of corneal functional optical zone after laser in situ keratomileusis. J Cataract Refract Surg. 2002;28:948–53.
10. Holladay JT, Janes JA. Topographic changes in corneal asphericity and effective optical zone after laser in situ keratomileusis. J Cataract Refract Surg. 2002;28:942–7.
11. Gatinel D, Malet J, Hoang-Xuan T, et al. Analysis of customized corneal ablations: theoretical limitations of increasing negative asphericity. Invest Ophthalmol Vis Sci. 2002;43:941–8.
12. Haouat M, Gatinel D, Duong MH, et al. Corneal asphericity in myopes. J Fr Ophtalmol. 2002;25:488–92.
13. Gatinel D, Malet J, Hoang-Xuan T, et al. Corneal asphericity change after excimer laser hyperopic surgery: theoretical effects on corneal profiles and corresponding Zernike expansions. Invest Ophthalmol Vis Sci. 2004;45:1349–59.
14. Jimenez JR, Anera RG, Diaz JA, et al. Corneal asphericity after refractive surgery when the Munnerlyn formula is applied. J Opt Soc Am A Opt Image Sci Vis. 2004;21:98–103.
15. Holladay JT. Detecting Forme Fruste keratoconus with the Pentacam. Supplement to CRST. 2008;11:12.
16. Benes P, Synek S, Petrova S. Corneal shape and eccentricity in population. Coll Antropol. 2013;1:117–20.
17. GH B, Haigis W, Steinmueller A, et al. Distribution of corneal spherical aberration in a com-

prehensive ophthalmology practice and whether keratometry can predict aberration values. J Cataract Refract Surg. 2007;33(5):848–58.

18. Holladay JT. Effect of corneal asphericity and spherical aberration on intraocular lens power calculations. J Cataract Refract Surg. 2015;41(7):1553–4.

19. Saleh-Mabed I, Saad A, Gattine D. Topography of the corneal epithelium and Bowman layer in low to moderately myopic eyes. J Cataract Refract Surg. 2016;42:1190–7.

20. Guilbert E, Saad A, Grise-Dulac A, et al. Corneal thickness, curvature, and elevation readings in normal corneas: combined Placido–Scheimpflug system versus combined Placido–scanning-slit system. J Cataract Refract Surg. 2012;38(7):1198–206.

21. Huang J, Savini G, Hu L, et al. Precision of a new Scheimpflug and Placido-disk analyzer in measuring corneal thickness and agreement with ultrasound pachymetry. J Cataract Refract Surg. 2013;39(2):219–24.

22. Feizi S, Jafarinasab MR, Karimian F, et al. Central and peripheral corneal thickness measurement in normal and Keratoconic eyes using three corneal Pachymeters. J Ophthal Vis Res. 2014;9(3):296–304. https://doi.org/10.4103/2008-322X.143356.

23. Feng MT, Kim JT, Ambrósio R Jr, et al. International values of central Pachymetry in normal subjects by rotating Scheimpflug camera. Asia Pac J Ophthalmol (Phila). 2012;1(1):13–8. https://doi.org/10.1097/APO.0b013e31823e58da.

24. Rabinowitz YS, Rasheed K. KISA% index: a quantitative videokeratography algorithm embodying minimal topographic criteria for diagnosing keratoconus. J Cataract Refract Surg. 1999;25:1327–35.

25. Rabinowitz YS, Nesburn AB, McDonnell PJ. Videokeratography of the fellow eye in unilateral keratoconus. Ophthalmology. 1993;100:181–6.

26. Li X, Yang H, Rabinowitz YS. Keratoconus: classification scheme based on Videokeratography and clinical signs. J Cataract Refract Surg. 2009;35(9):1597–603.

27. Rabinowitz YS. Videokeratographic indices to aid in screening for keratoconus. J Refract Surg. 1995;11(5):371–9.

28. Park CY, Oh SY, Chuck RS. Measurement of angle kappa and centration in refractive surgery. Curr Opin Ophthalmol. 2012;23:269–75.

29. Basmak H, Sahin A, Yildirim N, et al. Measurement of angle kappa with synoptophore and Orbscan II in a normal population. J Refract Surg. 2007;23:456–60.

30. Pande M, Hillman JS. Optical zone centration in keratorefractive surgery. Entrance pupil center, visual axis, coaxially sighted corneal reflex, or geometric corneal center? Ophthalmology. 1993;100:1230–7.

31. Prakash G, Prakash DR, Agarwal A, et al. Predictive factor and kappa angle analysis for visual satisfactions in patients with multifocal IOL implantation. Eye (Lond). 2011;25:1187–93.

32. Hayashi K, Hayashi H, Nakao F, et al. Correlation between pupillary size and intraocular lens decentration and visual acuity of a zonal-progressive multifocal lens and a monofocal lens. Ophthalmology. 2001;108:2011–7.

33. Karhanová M, Marešová K, Pluhácek F, et al. The importance of angle kappa for centration of multifocal intraocular lenses. Cesk Slov Oftalmol. 2013;69(2):64–8.

34. Hashemi H, Khabazkhoob M, Yazdani K, et al. Distribution of angle kappa measurements with Orbscan II in a population-based survey. J Refract Surg. 2010;26:966–71.

35. Gharaee H, Shafiee M, Hoseini R, et al. Angle kappa measurements: normal values in healthy Iranian population obtained with the Orbscan II. Iran Red Crescent Med J. 2015;17(1):e17873. https://doi.org/10.5812/ircmj.17873.

36. Basmak H, Sahin A, Yildirim N, et al. The angle kappa in strabismic individuals. Strabismus. 2007;15:193–6.

37. Kermani O, Schmeidt K, Oberheide U, et al. Hyperopic laser in situ keratomileusis with 5.5-, 6.5-, and 7.0-mm optical zones. J Refract Surg. 2005;21:52–8.

38. Choi SR, Kim US. The correlation between angle kappa and ocular biometry in Koreans. Korean J Ophthalmol. 2013;27(6):421–4.

39. Read SA, Collins MJ, Carney LG. A review of astigmatism and its possible genesis. Clin Exp Optom. 2007;90(1):5–19. https://doi.org/10.1111/j.1444-0938.2007.00112.x.

40. Schwartz SH. Image formation: point sources. In: Geometrical and visual optics: a clinical introduction. 2nd ed. New York: McGraw-Hill Education; 2013. p. 143.

41. Wilson SE, Klyce SD, Husseini ZM. Standardized color-coded maps for corneal topography. Ophthalmology. 1993;100:1723–7.

42. Smolek MK, Klyce SD, Hovis JK. The universal standard scale: proposed improvements to the American National Standard Institute (ANSI) scale for corneal topography. Ophthalmology. 2002;109:361–9.

43. Belin MW, Khachikian SS, Ambrosio R Jr. Suggested set-up and screening guidelines. In: Belin MW, Khachikian SS, Ambrosio Jr R, editors. Elevation based corneal tomography. 2nd ed. Panama City: Jaypee-Highlights Medical Publisher Inc; 2012. p. 57–69.

44. Ziemer Ophthalmic Systems AG. ZIEMER® GALILEI™ software version 5.2 upgrade information package. Ziemer Ophthalmic Systems AG; 2010.

45. Sinjab MM. A 12-point algorithm to master corneal tomography. CRSTEurope; 2017.

46. Bogan SJ, Waring GO III, Ibrahim O, et al. Classification of normal corneal topography based on computer-assisted videokeratography. Arch Ophthalmol. 1990;108(7):945–9.

47. Dingeldein SA, Klyce SD. The topography of normal corneas. Arch Ophthalmol. 1989;107:512–8.

48. Rabinowitz YS, Yang H, Brickman Y, et al. Videokeratography database of normal human corneas. Br J Ophthalmol. 1996;80(7):610–6.

49. Litoff D, Belin MW, Winn SS, et al. PAR technology corneal topography system. Inv Ophthalmol Vis Sci. 1991;32:922.

50. Belin MW, Litoff D, Strods SJ, et al. The PAR technology corneal topography system. Refract Corneal Surg. 1992;8:88–96.

51. Khachikian SS, Belin MW, Ambrosio R Jr. Normative data for the Oculus Pentacam. In: Belin MW, Khachikian SS, Ambrosio Jr R, editors. Elevation based corneal tomography. 2nd ed. Panama City: Jaypee-Highlights Medical Publisher Inc; 2012. p. 71–9.

52. Belin MW, Khachikian SS, Ambrosio R Jr. Understanding elevation based topography: how elevation data is displayed. In: Belin MW, Khachikian SS, Ambrosio Jr R, editors. Elevation based corneal tomography. 2nd ed. Panama City: Jaypee-Highlights Medical Publisher Inc; 2012. p. 25–45.

53. Sinjab MM. Classifications and patterns of keratoconus and keratectasia. In: Quick guide to the management of keratoconus. Heidelberg: Springer; 2012. p. 13–57.

54. Ambrosio R Jr, de Oliveira Ramos IC, Luz A, et al. Comprehensive Pachymetric evaluation. In: Belin MW, Khachikian SS, Ambrosio Jr R, editors. Elevation based corneal tomography. 2nd ed. Panama City: Jaypee-Highlights Medical Publisher Inc; 2012. p. 25–45.

55. Galletti JD, Ruiseñor Vázquez PR, Minguez N, et al. Corneal asymmetry analysis by Pentacam Scheimpflug tomography for keratoconus diagnosis. J Refract Surg. 2015;31(2):116–23.

56. Sinjab MM. Displaced Apex syndrome. In: Corneal topography in clinical practice (Pentacam System): basics and clinical interpretationh. 2nd ed. New Delhi: Jaypee Brothers Medical Publishers; 2012. p. 159–64.

57. Hick S, Laliberté JF, Meunier J, et al. Effects of misalignment during corneal topography. J Cataract Refract Surg. 2007;33(9):1522–9.

58. Saad A, Gilbert E, Gatinel D. Corneal enantiomorphism in normal and keratoconic eyes. J Refract Surg. 2014;30(8):542–7.

59. Gomes JAP, Tan D, Rapuano CJ, et al. Global consensus on keratoconus and ectatic disease. Cornea. 2015;34(4):359–69.

60. Berti T, Ghanem V, Ghanem R, et al. Moderate keratoconus with thick corneas. J Refract Surg. 2013;29:430–5. https://doi.org/10.3928/1081597X-20130515-05.

61. Sinjab MM, Youssef LN. Pellucid-like keratoconus. www.ncbi.nlm.nih.gov/pmc/articles/PMC3752625.

62. Lee BW, Jurkunas UV, Harissi-Dagher M, et al. Ectatic disorders associated with a claw-shaped pattern on corneal topography. Am J Ophthalmol. 2007;144:154–6.

63. Baillif S, Garweg JG, Grange JD, et al. Keratoglobus: review of the literature. J Fr Ophthalmol. 2005;28:1145–9.

64. Wallang BS, Das S. Keratoglobus. Eye. 2013;27(9):1004–12.

65. Belin MW, Kim JT, Zloty P, et al. Simplified nomenclature for describing keratoconus. Int J Keratoco Ectatic Corneal Dis. 2012;1(1):31–5.

66. Klyce SD. Chasing the suspect: keratoconus. Br J Ophthalmol. 2009;93(7):845.

67. Butler TH. Two rare corneal conditions: I. Acute conical cornea II. Keratoconus Posticus Circumscriptus. Br J Ophthalmol. 1932;16(1):30–5.

68. Williams R. Acquired posterior keratoconus. Br J Ophthalmol. 1987 Jan;71(1):16–7.

69. Skuta GL, Cantor LB, Weiss JS. Refractive surgery. In: American Academy of Ophthalmology Basic and Clinical Sciences Course. San Francisco: American Academy of Ophthalmology; 2011-2012. p. 45–6.

70. Randleman JB. Etiology and clinical presentations of irregular astigmatism after Keratorefractive surgery. In: Wang M, editor. Irregular astigmatism: diagnosis and treatment. Thorofare, NJ: Slack; 2008. p. 73–84.

71. Alio JL. Corneal irregularity. In: Alio J, Azar D, editors. Management of complications in refractive surgery. Berlin: Springer; 2008. p. 143–6.

72. Murta J, Rosa AM. Measurement and topography guided treatment of irregular astigmatism. In: Goggin M, editor. Astigmatism—optics, physiology and management. Rijeka, Croatia: InTech; 2012. https://doi.org/10.5772/23613.

73. Seitz B. Astigmatism after keratoplasty: prophylaxis and therapy. Ocular surgery news U.S. edition, September 15, 2000.

74. Stuphin JE. External diseases and cornea. In: American Academy of Ophthalmology Basic and Clinical Sciences Course. San Francisco: American Academy of Ophthalmology; 2006–2007. ISBN: 1-56055-612-9.

75. Swartz T, Duplessie M, Munir W, et al. Non ectatic corneal problems causing irregular astigmatism. In: Wang M, editor. Irregular astigmatism: diagnosis and treatment. Thorofare, NJ: Slack; 2008. p. 145–73.

76. Liu Z, Pflugfelder SC. The effects of long-term contact lens wear on corneal thickness, curvature and surface regularity. Ophthalmology. 2000;107:105–11.

77. Holden BA, Sweeney DF, Vannas A, et al. Effect of long-term extended contact lens wear on the human cornea. Invest Ophthalmol Vis Sci. 1985;26:1489–—1501.

78. Wang X, McCulley JP, Bowman RW, et al. Time to resolution of contact lens-induced corneal warpage prior to refractive surgery. CLAO J. 2002;28(4):169–—71.

79. Hansen A, Norn M. Astigmatism and surface phenomena in pterygium. Acta Ophthalmol. 1980;58:174–81.

80. Oldenburg JB, Garbus J, McDonnell JM, et al. Conjunctival pterygia: mechanism of corneal topographic changes. Cornea. 1990;9:200–4.

81. Ozdemir M, Cinal A. Early and late effects of pterygium surgery on corneal topography. Ophthalmic Surg Lasers Imaging. 2005;36:451–6.

82. Walland MJ, Stevens JD, Steele AD. The effect of recurrent pterygium on corneal topography. Cornea. 1994;13:463–4.

83. Gridley MJ, Perlman EM. A form of variable astigmatism induced by pseudo pterygium. Ophthalmic Surg. 1986;17:794–5.

84. Tomidokoro A, Oshika T, Amano S, et al. Quuantitative analysis of regular and irregular astigmatism induced by pterygium. Cornea. 1999;18:412–5.

85. Oner FH, Kaderli B, Durak I, et al. Analysis of the pterygium size inducing marked refractive astigmatism. Eur J Ophthalmol. 2000;10:212–4.

86. Sinjab MM. Diagnosis of keratoconus. In: Quick guide to the management of keratoconus. Heidelberg: Springer; 2012. p. 1–11.

87. Harvey W, Gilmartin B. Paediatric optometry. Edinburg: Butterworth-Heinemann; 2004. p. 47.

88. Belin MW, Khachikian SS. Introduction and overview. In: Belin MW, Khachikian SS, Ambrosio Jr R, editors. Elevation based corneal tomography. 2nd ed. Panama City: Jaypee-Highlights Medical Publisher Inc; 2012. p. 2.

89. OCULUS website. https://www.pentacam.com/int/technology/topography-maps.html.

90. Holladay JT, Hill WE, Steinmueller A. Corneal power measurements using Scheimpflug imaging in eyes with prior corneal refractive surgery. J Refract Surg. 2009;25:863–8.

91. Alpins N, Ong JKY, Stamatelatos G. Corneal topographic astigmatism (CorT) to quantify Total corneal astigmatism. J Refract Surg. 2015;31(3):182–6.

第2章

波前像差概述

Mazen M. Sinjab, Arthur B. Cummings

摘　要

在物理光学中,波前像差的概念被用来描述光学波阵面是否完美。想要了解波前像差在眼光学中的应用,特别是波前像差引导的个性化角膜屈光手术,首先要了解波前像差的基础理论。测量波前像差旨在获取实际波阵面与理想(无偏差)波阵面之间的差异。该差异即波前像差。

(译者注:像差包括色像差和单色像差。色像差俗称色差,本文不做讨论。)单色像差可分为3种:固有像差、低阶像差和HOA。其中,固有像差普遍存在于光学系统中。低阶像差存在于球-柱镜屈光不正。高阶像差存在于不规则的光学系统中。

波前像差可以通过角膜像差仪和全眼像差仪进行测量。依据设计原理可分为如下3种:出瞳式像差仪、入瞳式像差仪和入瞳反馈式像差仪。进行像差测量时,如下因素会影响测量结果,包括瞳孔大小、调节、年龄、眼相关疾病和眼部手术史。像差的测量可以选择瞳孔水平或视网膜水平。均方根值(RMS)是进行量化描述像差时最常用的度量标准,其他描述方式还有点扩散函数(PSF)、Strehl比值(SR)、调制传递函数(MTF)、相位传递函数(PTF)、光学传递函数(OTF)、Zernike系数和傅里叶分析。这些方式各具优点,其中后两种最为常用。

波前像差技术除了用于像差的定性和定量描述,还可直接应用于临床,如屈光度的快速评估、圆锥角膜的辅助诊断、波前像差优化或波前像差引导的激光切削术、人工晶状体的设计和老视的矫治。

将波前像差技术应用于临床时,为了获得预期结果,在术前和术中还需要注意以下几点。术前注意点包括有效且重复性强的波前像差采集、准确的主觉验光、瞳孔测量、精准的参数分析、激光切削模式的构建和充分的医患沟通。术中注意点包括同轴对位、虹膜识别、中心点定位、眼球追踪、诺莫图调整、角膜瓣制作和光学区设计。

关键词

波前像差,像差,点扩散函数,Strehl比值,调制传递函数,相位传递函数,光学传递函数,Zernike系数和傅里叶分析,均方根值

2.1 引言

在物理光学中,波前像差的概念被用来描述光学波阵面的形态是否完美。在波前像差技术和光学像差分析出现之前,Snellen视力表是检验人眼光学系统状态的唯一工具。换句话说,球柱镜的测量结果是屈光不正的唯一描述方式。这种粗糙的视觉质量评估方式对于异常眼的诊断是远远不够的。

波前像差技术引入眼光学领域后,视觉质量理论被提出,使得进一步研究和理解光学像差成为可能。直到荷兰物理学家诺贝尔奖获得者Fritz Zernike(1888—1966)对像差进行系统分析,并通过数学方式表达出来后,像差才获得了特定的描述方式。

想要了解波前像差在人眼光学中的应用,特别是波前像差引导的个性化角膜屈光手术,首先要了解波前像差的基础理论。本章将深入探讨这一主题。Mazen M. Sinjab将介绍波前像差和波前像差分析的原理,像差的分类、测量及随年龄的变化情况,波前像差技术的临床应用,以及波前像差引导(WFG)技术中的要点。Arthur B. Cummings将描述傅里叶分析与Zernike分析分别是如何构建个性化激光切削模式的。

2.2 波前像差和波前像差分析原理

从光的波动学说角度讲,无穷远的入射光可以看作一组平行光。每一束光线都是一个正弦振荡的电磁波。在这组正弦振荡的波阵中,同相位点形成了一个平面波阵面。波前像差是一个与光线垂直的等相位的波阵面(图2.1)[1-3]。当平行光线通过一个完美的折射面时,光线(和波前像差)可以汇聚于焦点"F"。实际上,这种理想情况几乎不会发生,因为真实的波阵面在经过折射面后,会出现与理想面的偏差,这个偏差就是"像差"(图2.2)。波阵面经过理论上没有像差的完美眼后,其形态不发生改变,相当于波阵面发生"平移"(见下文)。

实际波阵面形态和理想平面形态之间的差异(偏差)可用于描述波前像差的

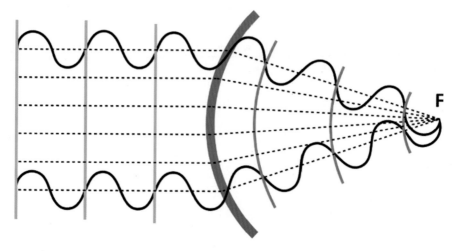

图 2.1　波前像差原理。在完美的折射面上,产生的波前像差是对称的、平行的,且与折射面形状相同。

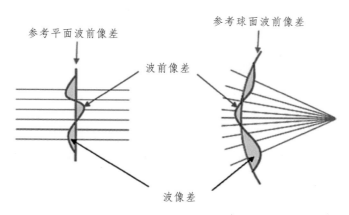

图 2.2　波前像差。不完美的波阵面与理想波阵面存在偏差。

量,如图 2.2[4-11]所示。偏差或像差越小,屈光系统的成像质量越高。

　　Fritz Zernike 通过数学的方式描述真实与理想波阵面的偏差。基于傅里叶分析,Zernike 可以将眼屈光折射后的波前像差状态用多项式方程进行描述,其中,n 表述像差在径向的变化程度(径向变量的幂指数),m 表述像差在不同方位角上的变化程度(方位角变量在三角函数中的倍数)。据此方程计算 Zernike 多项式,给出相关标准,以固有像差、低阶像差和高阶像差表示(图 2.3)[12-17]。表 2.1 Zernike 对像差的描述。下面将深入解释像差的原理、表达和分类。

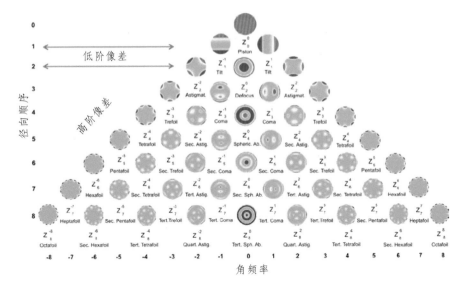

图 2.3 Zernike 金字塔。低阶像差和高阶像差的阶数和形状。

表 2.1 **Zernike 对波前像差的描述**

系数	Z(n,m)	阶数	名称
0	Z(0.0)	0	平移
1	Z(1,−1)	第 1 阶	垂直倾斜
2	Z(1,1)	第 1 阶	水平倾斜
3	Z(2,−2)	第 2 阶	垂直初级散光
4	Z(2,0)	第 2 阶	离焦
5	Z(2,2)	第 2 阶	水平初级散光
6	Z(3,−3)	第 3 阶	垂直三叶草像差
7	Z(3,−1)	第 3 阶	垂直初级彗差
8	Z(3,1)	第 3 阶	水平初级彗差
9	Z(3,3)	第 3 阶	水平三叶草像差
10	Z(4,−4)	第 4 阶	垂直四叶草像差
11	Z(4,−2)	第 4 阶	垂直次级散光
12	Z(4,0)	第 4 阶	初级球差
13	Z(4,2)	第 4 阶	水平次级散光
14	Z(4,4)	第 4 阶	水平四叶草像差
15	Z(5,−5)	第 5 阶	垂直五叶草像差
16	Z(5,−3)	第 5 阶	垂直次级三叶草像差
17	Z(5,−1)	第 5 阶	垂直次级彗差
18	Z(5,1)	第 5 阶	水平次级彗差

（待续）

表 2.1(续)

系数	Z(n,m)	阶数	名称
19	Z(5,3)	第 5 阶	水平次级三叶草像差
20	Z(5,5)	第 5 阶	水平五叶草像差
21	Z(6,-6)	第 6 阶	垂直六叶草像差
22	Z(6,-4)	第 6 阶	垂直次级四叶草像差
23	Z(6,-2)	第 6 阶	垂直三级散光
24	Z(6,0)	第 6 阶	次级球差
25	Z(6,2)	第 6 阶	水平三级散光
26	Z(6,4)	第 6 阶	水平次级四叶草像差
27	Z(6,6)	第 6 阶	水平六叶草像差

2.3　像差的分类

　　眼像差可分为色像差和单色像差。前者简称色差,是由于不同颜色的光,折射系数不同引起的;后者简称像差,是由于不规则的屈光表面形态引起的。如上所述,像差可以分为固有像差、低阶像差和高阶像差。色差在本书中不做相关讨论。像差的测量平面和研究平面通常位于瞳孔区[1,3,10-15,18-21]。

　　第 1 章中提到,不规则散光可进一步分为规则(周期性)的不规则散光部分、不规则(非周期性)的不规则散光部分和两者的组合(混合不规则散光)。为理解这一分类,先对 Zernike 多项式及其符号进行介绍。

　　Zernike 多项式可以用 $Z(n,m)$ 或 Z_n^m 表示。其中,"m"是多项式的频数,与 2π 弧度中的旋转对称次数相关;"n"是多项式的阶数,与单位圆域中子午线上变化次数相关。在临床使用中,可简单地理解为"m"是非对称子午线的条数,"n"是非对称子午线上的斜面数。"m"符号为-ve,表示垂直像差;"m"符号为+ve,表示水平像差。以 $Z(5,1)$ 为例,$m=1$ 表示该项有 1 条非对称子午线,$n=5$ 表示非对称子午线上有 5 个斜面,m 符号为+ve 表示该像差水平向(图 2.4)。在此基础上,非周期性高阶像差项在单位圆域中无方位角度的周期性时,即只有 1 条非对称子午线($m=1$),被称为不规则(非周期性)的不规则散光,包括初级彗差、次级彗差、三级彗差等。项间的差值是非对称子午线上的斜面数,并且斜面数为奇数(图 2.3)。当高阶像差项在单位圆域中具有方位角度的周期性时, 即有 2 条及以上非对称子午线(子午线间的变化量一致),因此被称为规则(周期性)的不规则散光,指的是彗差

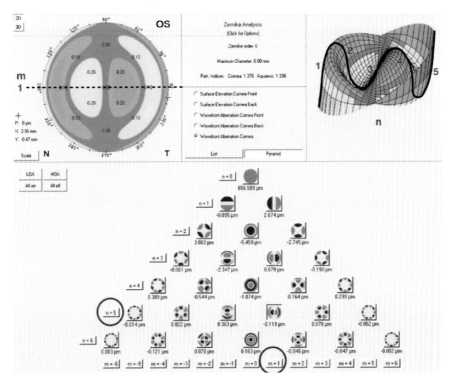

图 2.4　Z(5,1)高阶像差:次级彗差,有 1 条非对称子午线,该子午线上有 5 个斜面,m 符号+ve 表示像差水平向。

和球面像差以外的其他所有高阶像差,如图 2.3。因此,以 Z(4,−2)为例,m=2 表示该项有 2 条非对称子午线,n=4 表示每条子午线上有 4 个斜面,m 符号−ve 表示该像差垂直向(图 2.5)。在 Z(4,0)中,m=0 表示没有非对称子午线,而围绕该像差项有 4 个斜面(图 2.6)。

2.3.1　固有像差

所有光学系统都存在固有像差。它们位于 Zernike 金字塔的零阶和一阶。

● 零阶:

零阶也叫平移或参考点。用符号(Z$_0^0$)表示,意思是没有子午线、没有斜面。

● 一阶:

一阶包括倾斜或棱镜,是光束传播方向上的平行偏差。它是由光学偏心引起的。第一阶包括垂直方向的 Z(1,−1)和水平方向的 Z(1,1),意味着只有 1 条子午线,该子午线上只有 1 个斜面,如图 2.3 所示。

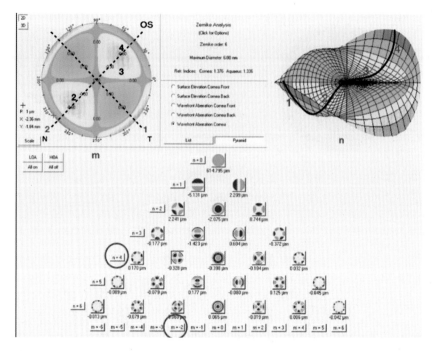

图 2.5 Z(4,-2)高阶像差:次级散光,2 条非对称子午线,子午线上有 4 个斜面,m 符号-ve 表示像差垂直向。

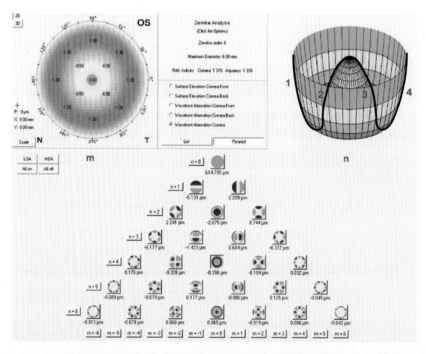

图 2.6 Z(4,0)高阶像差:球差,无非对称子午线,但围绕该像差项有 4 个斜面。

为了避免高估像差,像差测量时不考虑固有像差。

2.3.2　低阶像差[9-11,22,23]

低阶像差位于 Zernike 金字塔的第二阶。其中包括两个散光项和一个球形模糊项(也称离焦项)。低阶像差通常与球柱镜的屈光不正有关,可以用眼镜矫正。在一般人群中,低阶像差占总像差的 80%~90%。

- 二阶:包括离焦和散光。

(1)离焦:沿光轴方向相比平光或最佳焦点的偏移。通常,离焦会降低图像的清晰度和对比度。在人眼中,球镜屈光不正与离焦相关;近视眼的焦点位于视网膜前,而远视眼的焦点则位于视网膜后。离焦量随瞳孔增大而增加,如图 2.7 所示。离焦的符号为 Z(2,0),意味着没有子午线,但有 2 个斜面。

(2)散光:在人眼中,规则散光与低阶散光有关。其由垂直方向的 Z(2,−2)和水平方向的 Z(2,2)表示,这意味每个散光项有 2 条子午线,每个子午线上有 2 个斜面。

2.3.3　高阶像差

高阶像差约占总像差的 15%[10,11]。其从 Zernike 多项式的第三阶开始,具有更复杂的几何形态。它们有的与屈光度有关,有的与屈光度无关,但均不能用传统的光学透镜进行矫正。需要通过特殊设计的隐形眼镜、框架眼镜,或者通过个性化角膜屈光手术、特殊设计的人工晶状体来矫正[1]。

高阶像差对视觉质量的影响体现在很多方面,包括一些潜在影响因素。例如,眼屈光系统(包括泪膜、角膜、房水、晶状体和玻璃体)中的任一成分,如果出现稳定性异常、瘢痕、混浊或形态异常,均可引起高阶像差。

高阶像差通常会引起光晕、眩光、重影、星芒及单眼复视等视觉症状,特别是

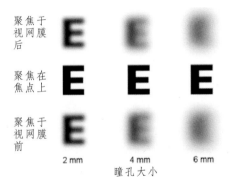

图 2.7　反映离焦与瞳孔大小的关系。远视眼的像聚焦于视网膜后,近视眼的像聚焦于视网膜前。瞳孔越大,离焦越明显。

在低照明度情况下和夜间驾驶时。在低照明度情况下,瞳孔直径大的患者常有更多与高阶像差相关的视觉症状。但如果高阶像差是角膜瘢痕或白内障等造成的,那么即使是小瞳孔或中等大小瞳孔的患者,也会出现明显的视觉症状。此外,一些研究发现,特殊类型和特殊方向上的高阶像差会影响小瞳孔眼的视觉质量。大量的高阶像差,会严重地影响视觉质量,甚至导致视觉失能[14,15,21,24]。

一部分高阶像差有对应的名称,如彗差、三叶草像差、球面像差,但更多的高阶像差项只有通过数学表达式才能确定阶数。阶数表示经瞳孔出现的波前像差形状的复杂性。形状越复杂,像差阶数越高。而在临床应用中,光学分析时只考虑到第六阶,有些研究人员只考虑到第四阶。

- 三阶:包括三叶草像差和彗差。

(1)三叶草像差[12,19,20,22,23]:也称为三角散光。该词来自三叶草植物,具有形态相似的 3 个小叶。对于三叶草像差的眼,点光源的成像类似于"奔驰"车标形状。周边视力常比中心视力受影响更大。在 Zernike 多项式中,垂直三叶草像差用 $Z(3,-3)$ 表示,水平三叶草像差用 $Z(3,3)$ 表示,这意味着有 3 条子午线,每条子午线上有 3 个斜面。

(2)彗差[12,19,20,22,23]:影响中心视力最显著的高阶像差就是彗差。它被定义为入瞳子午线上屈光力的变化。彗差使眼睛看到的点光源呈现彗星的形态(有尾巴)。彗差是由于眼光学元件的中央和旁中央不对称而引起,影响中心视力,如圆锥角膜、激光角膜屈光手术的偏心切削和人工晶状体偏位。垂直彗差表示为 $Z(3,-1)$,水平彗差表示为 $Z(3,1)$,表明有 1 条子午线,子午线上有 3 个斜面。

- 第四阶:包括球面像差、次级散光和四叶草像差。

(1)球面像差:简称球差,来源于异常的 Q 值。通常会影响周边视觉,影响球镜的测量,以及在直射入的光周围形成光晕[22]。图 2.8 是对球差眼所见光源的模拟。球差可正可负,扁平椭圆形的光学面形成正球差,扁长椭圆形或超扁长椭圆形

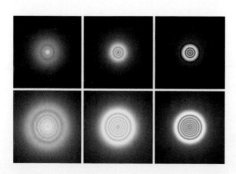

图 2.8　点光源在球面像差眼中的成像。球面像差导致射入的光周围形成光晕。光晕的大小和形态与像差的严重程度和瞳孔大小有关;瞳孔越大,光晕越大,光晕的环数也越多。

的光学面形成负球差。人眼通过角膜机制和晶状体机制来补偿正球差。角膜机制包括角膜扁长椭圆形。晶状体机制包括前、后表面曲率的特点,以及中央区和周边区折射率的差别[1,3,6,22]。传统角膜屈光术后,近视患者的球差常更正,远视患者的球差正值下降,或者向负球差发展。这是由于术后角膜前表面光学区较小和术后角膜未达到最佳非球面切削[23,25]。在 Zernike 多项式中,球差用 Z(4,0) 表示。

(2)次级散光:垂直次级散光为 Z(4,-2),水平次级散光为 Z(4,2)。次级散光有 2 条规则的非对称子午线,每条子午线有 4 个斜面。此类像差影响中周边视觉和散光的测量。

(3)四叶草像差:垂直四叶草像差为 Z(4,-4),水平四叶草像差为 Z(4,4)。它有 4 个规则的非对称子午线,每条子午线有 4 个斜面。此类像差影响周边视觉和球镜、散光的测量。

● 在 Zernike 金字塔分析中,从第五阶开始往下,上述每种像差都在其初级形态上,根据子午线和斜面的数目变化呈现出自身的次级、三级等成分。虽然从第五阶开始往下的高阶像差在总像差中所占比例较小,且通常对视觉质量的影响不大,但一些特殊情况也会对视觉质量产生严重的影响,如角膜不规则瘢痕、角膜切口手术和穿透性角膜移植术[23]。

2.4　像差的测量

可用主观和客观的方法测量高阶像差。主观测量常因耗时且易受患者感知的影响而较为困难[26-34]。

2.4.1　像差仪

像差仪能够客观地检测像差,依赖于光线追迹技术。基于所用的不同技术,像差仪分为 3 种类型[26-34]:

(1)出射型像差测量法:采用 Hartmann-Shack 波阵面感受器。

(2)入射型像差测量法:采用 Tscherning 像差镜、交叉柱镜像差镜和序贯光线追迹技术。

(3)输入反馈像差测量法:采用空间分辨屈光仪。这种技术的变换形式采用光程差技术。

2.4.2　影响测量的因素

有几种因素影响人眼的像差及其测量,这些因素包括:

(1)瞳孔大小:瞳孔大小具有重要的临床意义。瞳孔最佳功能直径的大小为3~3.2mm[35];瞳孔越大,像差造成的干扰就越大,而较小的瞳孔(直径<2.5mm)[23]导致衍射也会干扰成像质量。当瞳孔直径>6mm时,由于周边成像缺陷,视觉质量会受到影响。然而,与小瞳孔相比,像差的测量通常更受大瞳孔的影响。

(2)调节:调节能够影响离焦量、散光性像差和球差。虽然调节会引入负球差,但是对于正常眼和激光视力矫正术后眼,这种改变的临床意义较小[36,37]。

(3)年龄:将在此章稍后详细讨论。

(4)眼部疾病:任何光学系统中的病理改变,如白内障、角膜混浊和玻璃体混浊,都会引入高阶像差,导致测量误差。

(5)眼部手术史:如角膜屈光手术、眼内手术。

2.4.3 测量标准

测量像差的标准有多种;每一种标准均有其特定的功能和应用。量化像差的数值可以在瞳孔和视网膜水平上进行。

2.4.3.1 瞳孔水平

客观视觉功能可在瞳孔水平用均方根(RMS)的方式测得。它表示整个波前像差相对于理想波前像差的平均偏差,如图2.9所示。按下列公式,其二次方值求和并求根(以图中为例):

$$RMS=\sqrt{[(-0.2)^2+(0.25)^2+(-0.3)^2]}=0.438\mu m$$

均方根是波前像差偏差幅度的一种定量表示法,当有较大偏差时更为准确。它不能用作定性表示,因为横跨瞳孔区不同类型的像差对视觉的影响不相同,但或许有相同的均方根;因此,均方根与视觉质量不相关。大多数正常眼的总均方根

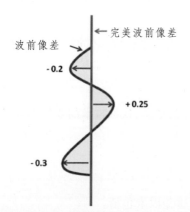

图2.9 均方根原理。它表示参照完美波前像差的平均偏差。

值 ≤0.4μm[1,18,22]。

在波前像差分析中,给出两个均方根值:总均方根,即低阶像差与高阶像差之和;以及高阶像差相关的均方根。前者大于后者,因为它包括了屈光不正对波前像差的影响,但后者是决定诊疗措施的关注点之一[22]。

2.4.3.2 视网膜水平[1,7,9,16,22]

在瞳孔水平测量客观视觉功能有下列几种度量方式:

(1)点扩散函数

根据定义,点扩散函数是光学系统的点光源形成的像,其中,点光源是最基本的物象,是形成任何复杂物象的基础。假如光学系统完美,一个点所成的像就是一个点。但由于人眼的光学系统通常并不完美,一个点的成像为扩散的像。在无像差的光学系统中,一个点成像为一个特殊的图形称为"Airy 图形",是光衍射的现象(图 2.10)。在人眼中,是圆形瞳孔的 Fraunhofer 衍射图形。

光学中,受光衍射的限制,Airy 图形是对于具有圆孔的完美透镜所能形成的最佳聚集光点的表述。衍射图形源自均匀照亮的圆孔,中央具有明亮区域,称为"Airy 斑",它与一系列环绕的同心亮环形成"Airy 图形"。两者均以 G. B. Airy 命名。图 2.11 显示了完美眼的点扩散函数。如图所示,当瞳孔直径变小时,衍射量(即 Airy 斑直径)增加;对于最小 Airy 图形的理想瞳孔直径为 6~7mm。

对于具有高阶像差的普通眼,一个点成的像不单纯是一个 Airy 斑;其依据高阶像差的类型、严重程度和复杂性而具有多种形状。如图 2.11 所示,瞳孔直径对于像的扩散和形状具有影响;因此,通常对 6mm 标准瞳孔直径进行点扩散函数和其他测量。

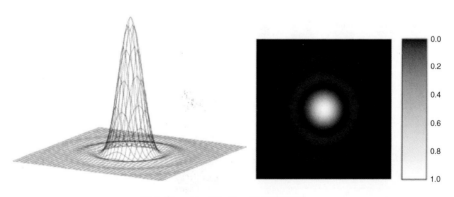

图 2.10　Airy 斑,是一种衍射现象。

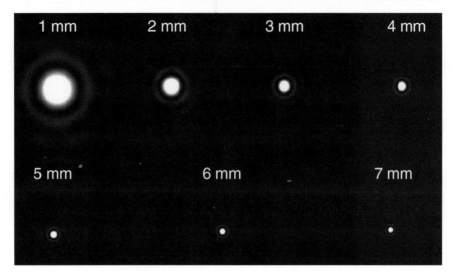

图 2.11 无高阶像差完美眼的点扩散函数与瞳孔大小的对比。

如图 2.12 所示,测量 PSF 有助于医生判断患者的视觉质量、选择最佳的治疗方式,并预测其对患者术后 PSF 的改变。

另一方面,总波前像差的点扩散函数通过"Eff Blur"(如图 2.13 所示)来近似表示实际的等效球镜屈光误差。在图 2.13 中,总模糊量(LOA+HOA)等于 3.27D(左上角蓝色箭头所示);HOA 的有效模糊量等于 0.41D(右上角红色箭头所示)。

(2)Strehl 比值

这是一种表示波前像差影响成像质量的最简单的有效方法。与均方根不同,

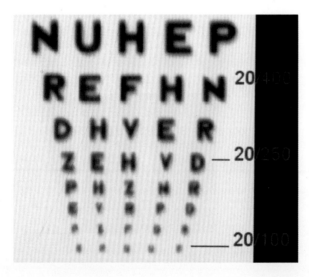

图 2.12 因衍射而模糊的视力表。

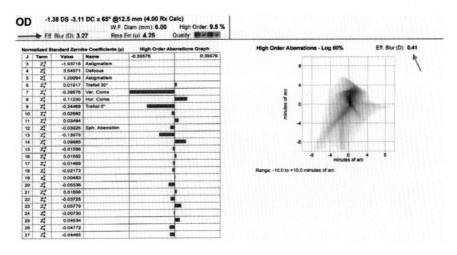

图 2.13　像差分析图。左上：主觉验光；左下：所测像差的表；右：HOA 的点扩散函数(HOA 使点光源成像扭曲)。蓝色箭头所示为总像差(HOA+LOA)的有效模糊；红色箭头所示为 HOA 的有效模糊。

Strehl 比值是依据理论衡量光学特性的参数，而并非物理性表面或波前像差的测量指标。换言之，这个比率是完美光学系统内包含光量的理论最大百分比，即 Airy 斑内包含的光量(图 2.14)。简单来说，Strehl 比值等于 1 为完美，0.95 为非常优，0.9 为优，0.8 为良好。

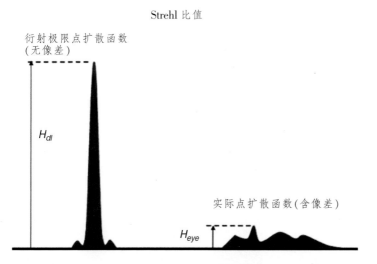

图 2.14　Strehl 比值。Strehl 比值作为波前像差函数测量 Airy 斑峰值内的下降百分比。

(3)调制传递函数

调制传递函数是一种最为广泛应用的描述光学系统性能的测量方法。调制传递函数测量的是从物到像的对比度的减少量,即光学系统对实物生成物像过程中的减少量。

为了理解调制传递函数,首先应该理解空间频率。空间频率可定义为:①每1mm 的线条数(lp/mm),此处的"线"是指如图 2.15 所示的黑白线对;②也可定义为每 1mm 波的周期(cy/mm),其实与 lp/mm 相同;③或定义为如图 2.16 所示的每1 弧度波的周期。后者的空间频率代表视力, 如空间频率 300cy/1°等于 20/20 (Snellen 视力 1.0)、30cy/1°等于 20/200(Snellen 视力 0.1)。

为了理解调制传递函数与空间频率的关系,可参见图 2.17。蓝色实线是理想光学系统下由实物(红色实线)所产生的像,而黑色虚线表示人眼光学系统下的像,当空间频率从左侧(低空间频率)往右侧(高空间频率)增加时,三线互相靠近。因为在所有光学系统中,光都会发生衍射,所以实物所产生的影像边缘会模糊(部分光线被吸收)。

由于 MTF 是在所有空间频率中像与物的对比度之比, 其数值范围为 0~1,1 代表完美,0 代表不完美。如果光学系统完美,调制传递函数为 1,意味着像与物一样清晰;如果光学系统,且调制传递函数为 0,则像为全灰(图像无调制)。

调制传递函数与空间频率成反比关系。空间频率越高,调制传递函数越低,如图 2.18 所示。那是因为黑–白结构在空间频率较高时识别程度较低,表现为灰色,此时调制传递函数值较低。同样的反比关系也适用于视敏度,空间频率越高,视敏度越差,调制传递函数值越低。也可以说视敏度越好,调制传递函数值越高。如图

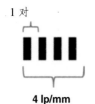

图 2.15　空间频率。其定义为每 1mm 中成对的线条数。

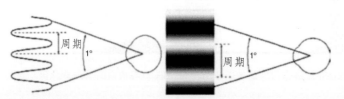

图 2.16　空间频率。其定义为每 1 弧度下的周期数。

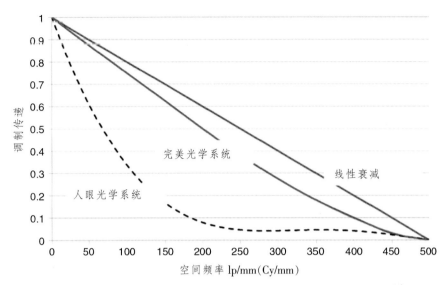

图 2.17　调制传递函数(对比敏感度)与空间频率的关系。在理想的几何光学系统中,这种关系成线性反比;而在理想(蓝色实线)和人眼(黑色虚线)光学系统中,成弧形反比。在人眼光学系统中,调制传递函数随着空间频率上升而快速下降;在理想光学系统中,坡度凹陷较少,表示随着空间频率上升,MTF 下降较慢。

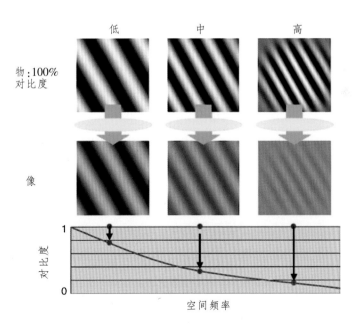

图 2.18　成像质量与空间频率的关系。空间频率越高,成像质量越低。

2.17 所示,一个理想光学系统为蓝色实线,人眼光学系统为黑色虚线。优质光学系统曲线位于这两条线之间,而劣质光学系统则位于人眼系统曲线的左侧。当空间频率越高(越往右),调制传递函数值越低,意味着成像质量越低,反之亦然。

调制传递函数与点扩散函数之间也成反比关系,点扩散函数越窄缩,调制传递函数值越高,光学系统成像质量也越高。

此外,调制传递函数与瞳孔大小之间也成反比关系,瞳孔越大,调制传递函数值越低,成像质量越差,如图 2.19 所示。

(4)相位传递函数

相位传递函数是在像差系统中测量特定空间频率下正弦图像的侧向位移值。这种测量方式在眼科领域很少使用。

(5)光学传递函数

光学传递函数是调制传递函数与相位传递函数的整合。与点扩散函数相似,它体现了成像系统对于点光源或点状物体的成像变化,具有更强的对比度(即调制传递函数增加),以及更好的清晰度(即相位传递函数减少)。与相位传递函数相同,光学传递函数在眼科领域亦很少使用。

(6)Zernike 系数

Zernike 系数(ZC)是每一个独立像差量的表达式,由复杂的多项式计算得出(见表 2.1)。与均方根不同,Zernike 系数既可为负值,也可为正值。总体而言,当 Zernike 系数数值 $<0.25\mu m$、$0.25\sim0.5\mu m$ 或 $>0.5\mu m$ 时,分别视为正常、可疑或异常。

(7)傅里叶分析[38]

傅里叶分析是一种替换 Zernike 多项式的数学方法,用于分析和重构视觉系

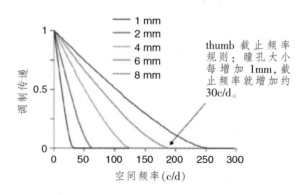

图 2.19   调制传递函数、空间频率与瞳孔大小之间的关系。瞳孔越小,调制传递函数对空间频率的影响越大。

统的波前像差。它是将周期函数分解为简单的正弦或谐波,其总和形成傅里叶级数。傅里叶分析多用于解构角膜波前像差扫描,复合的角膜波前像差被解构为下列组成(图 2.20):球差、彗差(偏心)、规则和不规则(残余高阶像差)散光。

在本章的结尾,Arthur B. Cummings 将阐述 Zernike 分析的有关话题。

2.5 像差随着年龄的变化[5,10,25]

一般来说,眼球的像差会随着年龄增长而发生改变,通常是增加,这些变化与角膜和晶状体相关。

2.5.1 角膜随着年龄的变化

在年轻人中,角膜通常在垂直子午线上较陡峭,因此会存在顺规散光。但是,随着年龄增长,会逐渐发生逆转,所以老年人的角膜会存在逆规散光。通常,角膜会随着年龄的增长而更加弯曲,这种曲率半径的减小主要由角膜前表面引起,而与年龄相关的角膜像差的改变主要在于角膜后表面非球面性的下降。

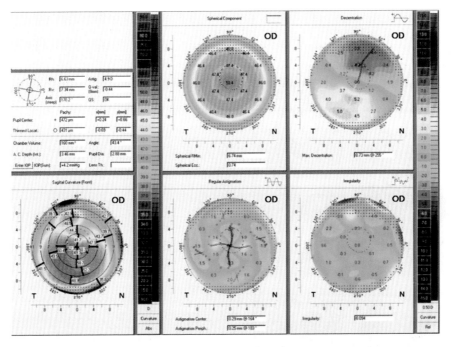

图 2.20 傅里叶分析。测量到的像差被分解为球差、彗差(偏心)、规则和不规则(残余高阶像差)散光。

2.5.2　晶状体随着年龄的变化

像差的主要变化与晶状体的老化相关,随着年龄的增长,球差负值更小甚至变正。由于散射增加,从而导致均方根增加,以及对比敏感性下降。

2.5.3　角膜与眼内像差的补偿

在年轻人中,角膜像差和晶状体像差之间存在一种平衡。随着年龄增长,这种平衡逐渐被打破,导致全眼正总球差和彗差的增加。图 2.21 分别显示了年轻人和老年人的角膜像差、眼内像差及总像差,表明老年人中会发生角膜与眼内像差的正向叠加,而年轻人中角膜与眼内像差叠加后达成部分平衡。

2.6　波前像差技术的临床应用

2.6.1　主觉验光结果的判定[23]

当角膜特别不规则时,主觉验光检查不合适或无效,此时客观验光就非常有用了。然而,受多种因素影响,在不规则角膜上验光这项任务并不简单。高阶像差会对显然验光的球柱镜结果有较大影响。眼睛不仅受到单色像差的影响,也受到

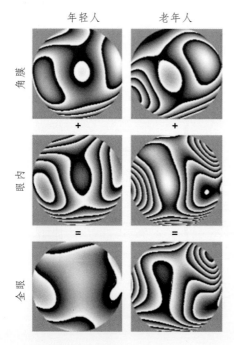

图 2.21　像差根据年龄的变化。左列从上至下依次表示年轻人的角膜、眼内、全眼(总)像差;眼内像差可补偿角膜像差。右列从上至下依次代表老年人的角膜、眼内、全眼(总)像差;眼内像差可少量补偿角膜像差。

多色像差的影响。验光的结果会因使用的方法不同而有所差异,也受如瞳孔大小等其他因素的影响。

2.6.2 顿挫期圆锥角膜的波前像差[39–42]

波前像差可作为扩张性角膜疾病的一种辅助诊断方法,尤其是对于顿挫期圆锥角膜的检测。研究发现,在角膜地形图和角膜断层扫描出现显著变化前,高阶像差已有相应的变化,总结如下:

角膜垂直倾斜(ZC_1^{-1})、角膜垂直彗差(ZC_3^{-1})和角膜水平三叶草像差(ZC_3^3)在顿挫期圆锥角膜中呈明显的负值。

角膜总彗差均方根值增加,表现出较正常人更高的值。角膜总三叶草像差无明显变化。

全眼垂直倾斜(ZO_1^{-1})、全眼垂直彗差(ZO_3^{-1})和全眼水平三叶草像差(ZO_3^3)在顿挫期圆锥角膜中显著升高。

全眼总均方根和三叶草像差均无明显变化。这可能部分是由于眼内像差补偿了由顿挫期圆锥角膜产生的角膜像差。

不同研究中测量高阶像差的设备不同,其诊断阈值不同。需要在顿挫期圆锥角膜疑似病例中定期监测以上提到的高阶像差,以便早期发现角膜的微小改变。

2.6.3 波前像差优化(WFO)切削和波前像差引导[43]

传统的准分子激光切削通常会增加高阶像差,但是波前像差优化切削和波前像差引导切削往往会减少高阶像差改变,理论上也可减少术前已存在的高阶像差。这项技术将在第 3 章中详细讨论。

2.6.4 眼内晶状体设计

非球面人工晶状体的设计可以补偿球差,通过提高间视环境下的对比敏感度来优化白内障术后的视觉质量[44-46]。

2.6.5 远视治疗

远视治疗的方案之一是非球面引导。它通过调整 Q 值来产生可耐受的负球差,从而在不影响视觉质量的情况下增加景深。这项技术将在第 7 章中详细讨论。

2.7 波前像差引导(WFG)角膜切削的关键因素[22,47-50]

波前像差引导的角膜切削不仅能处理屈光误差,还能处理高阶像差。因此,这项技术非常复杂,不但依赖于其科学原理,也同样依赖于术者的临床经验。为了在这项治疗中达到预期效果,在术前必须要完成一些关键检查,如波前像差、显然验光、角膜地形图、角膜断层扫描、角膜厚度、瞳孔直径等数据的测量。此外,手术中的一些关键因素也对波前像差引导的角膜切削有较大影响,包括对位、中心定位、眼球跟踪、诺莫图调整和角膜瓣制作等。

2.7.1 波前像差引导角膜切削术前的关键因素

(1)波前像差的采集

激光切削的质量以及产生的视觉效果与波前像差采集质量密切相关。如果波前像差的采集质量欠佳,激光切削质量及视觉效果也会受到影响。

• 监视扫描采集过程。如果不是由手术医生直接进行波前像差测量,那么一定要由一个细心并训练有素的技术人员进行测量。图像采集过程中的中心定位会影响检查结果,因为任何轻微的偏心都会导致结果的显著改变。

• 多次检测是必需的。仅使用可靠的多次捕获结果,舍弃异常值。

• 验证。在波前像差引导和地形图引导(TG)的角膜切削术前检查中,需要比较波前像差和角膜曲率 K 值来验证采集结果是否准确。

• 泪膜效应。通过评估透镜模式和泪膜破裂点来判断每次采集的质量。让患者在采集前反复眨眼后睁大双眼。在采集过程中,短暂破裂点的出现一般提示角膜上有干燥斑,而持续破裂区的出现则一般提示光路系统有混浊。为获得高质量图像,应根据临床需要进行多次采集。不同采集下的离焦量(球镜)有助于判断测量是否精确。

• 延时效应。角膜组织发生形变后恢复具有延迟效应,如用压平眼压计测量眼压时,会导致角膜表面凹陷,所以在像差测量前至少 6 小时应避免此类检查。

• 瞳孔大小和调节。在波前像差引导的角膜切削中,像差图像采集时的瞳孔大小至少应该与计划的治疗区域大小相当,从而获得整个治疗区域的原始数据。因此,波前像差仪器应放置于暗室,以获得较大直径瞳孔。5mm 的瞳孔直径(最好达到 6mm)一般认为是激光系统接受的最小值。尽管患者扩瞳后存在瞳孔中心偏移的可能,一部分医生仍会选择在波前像差采集前使用低浓度托吡卡胺进行扩瞳。公司在设计波前像差设备时已尽可能地减少了调节对检查的影响(近感知调节)。尽管如此,采集期间的调节始终是个问题,在激光系统中需要对自然瞳孔进行校正。此外,必须比较显然验光下的球镜和波前像差推算的球镜之间的差异。对患者检查前应进行细心指导,比如检查前不要近距离阅读,采集过程中尽量往远看,而不是只盯着设备。一些激光扫描系统必须使用睫状肌麻痹剂扩瞳后得到采集结果,在这种情况下,调节不再是一个问题。

● 原始数据。不要使用在治疗区内出现推导数据的结果。在波前像差引导和地形图引导的角膜切削中,轴向曲率图和切向曲率图提供了不同的视角,但两者不影响角膜高度和切削治疗模式。

(2)显然验光

尽管波前像差提供了治疗模式,包括球镜、柱镜,但显然验光仍然是必要的。它主要用于评估波前像差采集的准确性,并确定屈光状态的稳定性。验光可通过加正镜消除调节,同时能通过 Jackson 交叉柱镜确定散光。正确评估波前像差的结果有助于准确了解每例患者的屈光状态。评估和记录术前和术后视力非常关键。当患者的视力能达到 1.0(Snell)时,有必要评估其视觉潜力能否超过 1.0。当显然验光与波前像差测得的屈光结果存在较大差异时,若后者不能被验证,则应采用前者。

(3)数据分析

激光系统会选择一系列图像来计算切削模式。只有最高质量的图像会被使用。

在波前像差引导的角膜切削中,波前像差与显然验光之间通常存在差异,这种差异可能与以下因素有关:波前像差和显然验光的准确性;测量时调节的影响;高阶像差对显然验光的影响。参考激光系统制造商提供的操作指南,在手术前应确定显然验光、睫状肌麻痹验光和波前像差三者之间可接受的差异范围。如果波前像差和显然验光结果之间的差异超过了激光系统的操作指南,则可以考虑以下方法:

● 重复波前像差采集及显然验光检查。如果患者存在调节,波前像差采集或者是显然验光的结果都会变得更负。

● 重复显然验光检查,以波前像差导出的球镜和柱镜作为参考。波前像差导出的柱镜和轴向可以更准确地评估散光,同时可以改善最佳矫正视力。

● 进行睫状肌麻痹下的屈光检查。如果在进行以上操作步骤后,显然验光和波前像差结果的偏差仍然超出激光系统的操作指南,则全眼波前像差引导的角膜切削可能不适合该患者，角膜波前像差引导或地形图引导的角膜切削效果可能要更好。

(4)模式创建

选择最佳波前像差图像后,在角膜波前像差设备或像差仪(根据所用的类型)的引导下创建切削模式。使用像差仪,低阶像差(球镜和柱镜)和高阶像差都会被测量。波前像差的光程差可转换为角膜表面像差矫正后的空间切削模式,通过SD卡、U盘或内部网络将创建的切削模式传输到激光器。

(5)瞳孔测量和患者宣教

瞳孔测量在术前检查中的重要性一直存在争议,大部分关于激光视力矫正术的研究并未显示暗瞳与术后视觉质量的直接关系。一些瞳孔较大的患者在接受波前像差引导的角膜切削手术后不适主诉较术前未增加,似乎还有所减少。与传统的激光视力矫正术相比,进行波前像差引导的角膜切削最大的好处可能是在暗环境下(即瞳孔较大时),视觉效果更好。因为波前像差引导下的角膜切削可减少高阶像差,或引入得更少。尽管个性化激光视力矫正术可减少术后不适主诉,但无论瞳孔大小,需要告知患者术后可能存在夜视力下降的情况。

2.7.2　波前像差引导角膜切削术中的重要因素

(1)校准

所有个性化的激光视力矫正术都必须校准对应的切削模式。

(2)中心定位

精准的中心定位对于确保良好的术后视觉质量至关重要。0.5mm以上的偏心会导致术后不适视觉主诉。在治疗高阶像差时,精确的中心定位更为重要。中心定位是将像差引导的切削模式与角膜缘、瞳孔边缘或虹膜细节相匹配。在扩瞳或小瞳状态下瞳孔中心位置可发生偏移,多达0.7mm。在基于瞳孔边缘进行定位的激光系统中,对角膜中心移位进行补偿非常重要,以避免切削偏心。基于虹膜识别进行定位的激光系统是参照虹膜和角膜缘细节完成的。

(3)眼球跟踪

即使手术初始角膜中心居中和对齐良好,术中眼球运动对术后效果也有较大的影响。所有个性化的准分子激光系统都应用了先进的眼球跟踪技术,大部分利用红外摄像仪追踪虹膜与瞳孔边缘。被动眼球跟踪器监测眼球运动,如果眼球运动超出特定阈值,则会中断激光发射。主动眼球跟踪器则驱动一个复杂的镜面系统,引导准分子激光束到角膜上的正确位置。通过这两种方法,激光系统在眼球运动轻微时可控制激光,眼球运动过大时则暂停激光。以上这一点很重要,因为主动眼球跟踪并不能改变有效激光能量,眼球运动时角膜曲率也在发生改变。因此,即使有眼球跟踪系统,手术医生也需要在手术过程中始终留心角膜居中情况。

(4)诺莫图调整

影响个性化激光视力矫正术效果变化的潜在因素包括手术技术、手术室条件(如温度和湿度)和患者特征(如性别和年龄)。正如微调传统激光视力矫正术的效果需要诺莫图调整一样,改善个性化激光视力矫正术效果也需要进行诺莫图调整。

(5)角膜瓣制作

在进行个性化 LASIK 手术时,角膜瓣的质量更为重要。此外,角膜瓣需要足够大以满足个性化切削的需要,并需要很好地居中。与微型角膜刀制瓣相比,飞秒激光制作角膜瓣的术后效果更好,术后视觉质量更佳。对于这个结果公认的原因是飞秒激光制瓣更均一、更可靠,同时引入较少的高阶像差,更不容易发生上皮损伤。

(6)治疗区

选择治疗区直径是个性化激光视力矫正术的关键步骤。一些机器可能会根据波前像差的采集情况和瞳孔大小的特点推荐切削直径。

治疗区由中心光学区和周边过渡区组成。中心光学区直径应大于间视瞳孔直径,同时周边过渡区也不可任意设置。

2.8　构建个性化激光模式中的傅里叶和 Zernike 分析

正如本章前面提到的,傅里叶分析是 Zernike 多项式的一种替代方法,用于描述波前像差,并帮助设计个性化的角膜切削模式。其实,Zernike 算法和傅里叶算法是用于构建波前像差的两种基本方法。两者殊途同归,都是波前像差系统的数学重建。

2.8.1　波前像差重建

"傅里叶方法"包括使用一系列选定的正弦波来重建一个复杂的模式。可以取一组合适的正弦波,并叠加起来描述一个给定的形状。更复杂的形状和模式也可以用类似的方法进行描述,这就是"傅里叶方法论"的基础[51]。傅里叶分析描述了整个波前像差,而不是其中某些组分。"傅里叶合成"就是用选定的正弦波来构建一个复杂的波形。而"傅里叶分析"是将一个复杂的波形与正弦函数进行结合。傅里叶方法在自然科学和工程设计中很常用,在眼科学与视光学中的应用也越来越广泛[52]。

2.8.2　波前像差分析

使用 Zernike 多项式分析复杂波前像差存在固有局限性,原因如下:

(1)Zernike 多项式只适用于圆形瞳孔。如果瞳孔是椭圆的,则圆外数据无效。

(2)Zernike 多项式通过将数据平均化估计全眼或角膜的波前像差。某些情况下,Zernike 多项式对数据进行平均化处理是有好处的,尤其是在干眼等因素造成的角膜不规则时。而对于本身角膜形态的不规则,如扩张性角膜疾病,则没有太大意义。

(3)9 阶以上数据的精确性下降;10 阶以上带来的干扰信息会比真实信息更多。此外,Zernike 多项式无法准确描述线性不规则产生的像差,如角膜瓣微皱或不全瓣。

傅里叶分析优于 Zernike 分析,原因如下:

(1)傅里叶分析的所有数据点都会被使用,而在 Zernike 分析中,如果某些数据质量不佳,则会被丢弃。

(2)傅里叶分析整合了每个质心,所有数据点的权重相等。

(3)傅里叶分析提供了更多细节,与初始图像有更大的相似性。

如果可能,最好能在同一只眼上同时进行傅里叶和 Zernike 分析,并将两者进行比较。

2.8.3　结论

傅里叶分析为 Zernike 分析提供了一种替代方法。两种方法在不同情况下有各自的优势。傅里叶分析确实提高了复杂形状的分辨率,如果原始数据准确,可能比 Zernike 分析引导切削的效果更好。

参考文献

1. Hofer H, Artal P, Singer B, et al. Dynamics of the human eye wave aberration. J Opt Soc Am A. 2001;18(3):497–506.
2. Jennings JAM, Charman WN. Off-axis image quality in the human eye. Vis Res. 1981;21(4):445–55.
3. Lombardo M, Lombardo G. Wave aberration of human eyes and new descriptors of image optical quality and visual performance. J Cataract Refract Surg. 2010;36(2):313–31.
4. Artal P, Guirao A. Contributions of the cornea and the lens to the aberrations of the human eye.

Opt Lett. 1998;23(21):1713–5.

5. Artal P, Berrio E, Guirao A, et al. Contribution of the cornea and internal surfaces to the change of ocular aberrations with age. J Opt Soc Am A Opt Image Sci Vis. 2002;19(1):137–43.

6. Atchison D, Collins M, Wildsoet C, et al. Measurement of monochromatic aberrations of human eyes as a function of accommodation by the Howland aberroscope technique. Vis Res. 1995;35(3):313–23.

7. Atchinson DA, Smith G. Schematic eyes. In: Atchinson DA, Smith G, editors. Optics of the human eye. London: Butterworth-Heinemann; 2000. Appendix 3.6.

8. Barbero S, Marcos S, Merayo-Lloves JM. Total and corneal aberrations in an unilateral aphakic subject. J Cataract Refract Surg. 2002;28:1594–600.

9. Born M, Wolf E. Principles of optics. 6th ed. Oxford: Pergamon Press; 1993. p. 8.

10. Castejon-Mochon FJ, Lopez-Gil N, Benito A, et al. Ocular wave-front aberration statistics in a normal young population. Vis Res. 2002;42(13):926–36.

11. Charman WN, Jennings JAM. Objective measurements of the longitudinal chromatic aberration of the human eye. Vis Res. 1976;16(9):999–1005.

12. Mahajan VN. Zernike circle polynomials and optical aberrations of systems with circular pupil. Appl Opt. 1994;33(34):8121–4.

13. Marcos S, Burns SA. On the symmetry between eyes of wavefront aberration and cone directionality. Vis Res. 2000;40(18):2437–47.

14. Wyant JC. "Zernike Polynomials". Powered by WebMATHEMATICA. http://wyant.optics.arizona.edu/zernikes/zernikes.htm.

15. Oliveira CM, Ferreira A, Franco S. Wavefront analysis and Zernike polynomial decomposition for evaluation of corneal optical quality. J Cataract Refract Surg. 2012;38(2):343–56.

16. Charman WN. The optics of the eye. In: Bass M, editor. Handbook of optics. 2nd ed. New York (NY): Mcgraw-Hill; 1995.

17. Collins MJ, Wildsoet CF, Atchinson DA. Monochromatic aberrations and myopia. Vis Res. 1995;35(9):1157–63.

18. Guirao A, Artal P. Off-axis monochromatic aberrations estimated from double pass measurements in the human eye. Vis Res. 1999;39(2):207–17.

19. He JC, Marcos S, Webb RH, et al. Measurement of the wave-front aberration of the eye by a fast psychophysical procedure. J Opt Soc Am A. 1998;15(9):2449–54.

20. He JC, Burns SA, Marcos S. Monochromatic aberrations in the accommodated human eye. Vis Res. 2000;40(1):41–8.

21. Marcos S, Burns SA, Moreno-Barriuso E, et al. A new approach to the study of ocular chromatic aberrations. Vis Res. 1999;39(29):4309–23.

22. Sinjab MM. Wavefront science. In: Five steps to start your refractive surgery: a case-based systematic approach. New Delhi: Jaypee Brothers Medical Publishers; 2014. p. 49–78.

23. Gatinel D. Wavefront analysis. In: Azar DT, Gatinel D, Hoang-Xuan T, editors. Refractive surgery. Philadelphia: Mosby Elsevier; 2007. 122, 131, 142.

24. Mclellan JS, Marcos S, Prieto PM, et al. Imperfect optics may be the eye's defence against chromatic blur. Nature. 2002;17:696–9.

25. Mclellan J, Marcos S, Burns S. Age related changes in monochromatic wave aberrations in human eyes. Invest Ophthalmol Vis Sci. 2001;42(6):1390–5.

26. Applegate RA, Thibos LN, Hilmantel G. Optics of aberroscopy and super vision. J Cataract Refract Surg. 2001;27(7):1093–107.

27. Atchison DA, Scott DH, Charman WN. Measuring ocular aberrations in the peripheral visual field using Hartmann-Shack aberrometry. J Opt Soc Am A Opt Image Sci Vis. 2007;24(9):2963–73.

28. Cerviño A, Hosking SL, Montes-Mico R, et al. Clinical ocular wavefront analyzers. J Refract Surg. 2007;23(6):603–16.

29. Diaz-Douton F, Benito A, Pujol J. Comparison of the retinal image quality with a Hartmann-Shack wavefront sensor and a double-pass instrument. Invest Ophthalmol Vis Sci. 2004;47(4):1710–6.

30. Molebny VV, Panagopoulou SI, Molebny SV, et al. Principles of ray tracing aberrometry. J Refract Surg. 2000;16(5):S572–5.

31. Mrochen M, Kaemmerer M, Mierdel P, et al. Principles of Tscherning aberrometry. J Refract

Surg. 2000;16(5):S570–1.

32. Rozema JJ, Van Dyck DE, Tassignon MJ. Clinical comparison of 6 aberrometers. Part 2: statistical comparison in a test group. J Cataract Refract Surg. 2006;32(1):33–44.

33. Thibos LN. Principles of Hartmann-Shack aberrometry. J Refract Surg. 2000;16(5):S563–5.

34. Warden L, Liu Y, Binder PS, et al. Performance of a new binocular wavefront aberrometer based on a self-imaging diffractive sensor. J Refract Surg. 2008;24(2):188–96.

35. Neville TM. Eye aberrations: overview. In: Pinelli R, editor. Wavefront: a text and atlas. New Delhi: Jaypee Brothers Medical Publishers; 2014. p. 29.

36. Saiki K, Negishi K, Ohnuma H, et al. Effect of change in higher order aberrations with accommodation on visual function in normal and post–Lasik. Invest Ophthalmol Vis Sci. 2006;47(13):55.

37. Zhou X-Y, Wang L, Zhou X-T, et al. Wavefront aberration changes caused by a gradient of increasing accommodation stimuli. Eye. 2015;29(1):115–21.

38. Klyce SD, Karon MD, Smolek MK. Advantages and disadvantages of the Zernike expansion for representing wave aberration of the normal and aberrated eye. J Refract Surg. 2004;20(5):S537–41.

39. Buhren J, Kuhne C, Kohnen T. Defining subclinical keratoconus using corneal first-surface higher-order aberrations. Am J Ophthalmol. 2007;143(3):381–9.

40. Buhren J, Kuhne C, Kohnen T. Wavefront analysis for the diagnosis of subclinical keratoconus (in German). Ophthalmologe. 2006;103:783–90.

41. Gobbe M, Guillon M. Corneal wavefront aberration measurements to detect keratoconus patients. Cont Lens Anterior Eye. 2005;28(2):57–66.

42. Saad A, Gatinel D. Evaluation of total and corneal wavefront high order aberrations for the detection of Forme Fruste keratoconus. Invest Ophthalmol Vis Sci. 2012;23(6):2978–92.

43. Skuta GL, Cantor LB, Weiss JS. Refractive surgery. In: American Academy of Ophthalmology Basic and Clinical Sciences Course. San Francisco: American Academy of Ophthalmology; 2011-2012. p. 8.

44. Holladay JT, Piers PA, Koranyi G, et al. A new intraocular lens design to reduce spherical aberration of pseudophakic eyes. J Refract Surg. 2002;18(6):683–91.

45. Bellucci R, Morselli S, Piers P. Comparison of wavefront aberrations and optical quality of eyes implanted with five different intraocular lenses. J Refract Surg. 2004;20(4):297–306.

46. Awwad ST, Warmerdam D, Bowman RW, et al. Contrast sensitivity and higher order aberrations in eyes implanted with AcrySof IQ SN60WF and AcrySof SN60AT intraocular lenses. J Refract Surg. 2008;24(6):619–25.

47. Campbell C. The effect of tear film on higher order corrections applied to the corneal surface during wavefront-guided refractive surgery. J Refract Surg. 2005;21(5):S519–24.

48. Endl MJ, Martinez CE, Klyce SD, et al. Effect of larger ablation zone and transition zone on corneal optical aberrations after photorefractive keratectomy. Arch Ophthalmol. 2001;119(8):1159–64.

49. Goins KM, Wagoner MD. Focal points: imaging the anterior segment. Am Acad Ophthalmol. 2009;27(11):1–17.

50. Schallhorn SC. Focal points: wavefront-guided LASIK. Am Acad Ophthalmol. 2008;26(1):1–15.

51. Smolek MK, Klyce SD. Zernike polynomials are inadequate to represent higher order aberrations in the eye. Invest Ophthalmol Vis Sci. 2003;44:4676–81.

52. Ghez AM, Morris M, Becklin EE, et al. The accelerations of stars orbiting the Milky Way's central black hole. Nature. 2000;407:349–51.

第 **3** 章

个性化激光切削模式的光学物理学

Michael Mrochen, Nicole Lemanski, Bojan Pajic

摘　要

　　准分子激光通过激光切削可以改变角膜形态,是一种安全、可预测的矫正视力的方法。飞点扫描激光、高频率和高速眼球跟踪等技术,使这一过程更加精准。随着技术的进步,越来越多的个性化和复杂精细的治疗计划(切削模式算法)大大提高了术后结果的可预测性。

　　本章介绍了当前使用的各种切削模式的优缺点,并对未来切削模式的情况进行了展望。

　　第一个切削公式是Munnerlyn公式, 它可以用来估算矫正低阶像差所切削的角膜厚度。

　　波前像差优化(WFO)模式于2000年左右首次被提出,旨在对术后生物力学和上皮重塑进行预先补偿,以避免术后高阶像差的产生。此方法已被证明能成功改善术后视力,尤其是在低对比度环境中,但对于术前存在显著高阶像差的患者并无明显改善。

　　角膜地形图引导的个性化切削被提出用于治疗高度不规则的角膜。与波前像差引导的个性化切削相比,其主要优势在于能够减少术后角膜不规则,从而降低术后高阶像差。治疗此种角膜不规则需要选择术后角膜的目标形状,包括角膜曲率半径和非球面性(Q值)。

　　传统的切削模式依赖于患者的显然验光和睫状肌麻痹性验光。准分子激光对角膜组织的切削是造成角膜非球面性的另一个因素。由于角膜存在曲率,角膜前表面周边区域距激光较远,接收能量和切削都比预期的要少。新一代准分子激光已实现径向补偿功能,可减少该种影响因素。

　　远视切削与近视切削相比, 前者是对角膜环形区而非中央角膜进行切削,因此更具挑战性。上皮重塑是另一个复杂因素。远视切削时,周边角膜上皮细胞增生,会导致切削效果随时间降低。较大度数的矫正需要更深的切削深度,并与更复杂的愈合反应有关,所产生的眩光也可能更明显。与近视切削一样,远视切削最初也在小光学区内完成,后来才通过扩大光学区而获得更好的治疗效果。

许多研究都记录了屈光不正手术后高阶像差的发生。近视切削主要产生正球差,远视切削主要产生负球差。波前像差优化切削的建立,能够预先补偿由于矫正球镜、柱镜而引起的四阶球差及高阶散光,从而保持术后的自然生理状态。

与传统的切削相比,波前像差优化切削通过去除更多的角膜周围基质组织来实现预先补偿,每矫正1.0D的近视会引起约0.1μm的球差。波前像差优化切削的优点是不需要昂贵的像差仪,以及术前复杂耗时的波前像差测量。其主要缺点是治疗方面的局限性,包括仅能治疗较低阶的球镜及柱镜像差,以及与传统方法相比需要切削更多的角膜组织。

Q值作为一个可测量的变量代表角膜的非球面性。在一般人群中,该变量为-0.8~0.4,平均值为-0.2。Q值说明角膜是一个轻微扁长的形状,并且从中心到边缘慢慢变平(Q值<0)。近视LASIK术后,角膜易形成扁平椭圆形。

波前像差引导个性化切削在矫正球镜及柱镜像差的同时,对全眼的高阶像差进行额外校正。从1999年Seiler第一次应用波前像差引导个性化切削以来,其逐渐成为一些激光中心手术的首选。波前像差传感仪获得的数据被传输到激光治疗程序中。目标波前像差和实际波前像差之间的差异用于生成计划切削的3D图像。

光线追迹技术综合以下因素(验光、地形图、角膜断层地形图,采用820nm波长的波前像差数据、眼轴长度、前房深度和晶状体厚度),可构建一个虚拟眼模型用于切削模式计算。

最后,波前像差引导个性化切削还可以用来构建老视治疗切削模式,根据所使用的激光仪器的不同,角膜可呈现的形态略有不同。

关键词

Munnerlyn公式,常规切削,波前像差优化,波前像差引导,地形图引导,光线追迹技术,预补偿,非球面,扁长,远视切削,光切削,准分子,Q值,低阶像差,高阶像差

3.1　引言

准分子激光角膜屈光手术的发展为重塑角膜前表面提供了一种安全的可预测方法——光切削。准分子激光仪器不断取得进展,得益于相关技术的重大革新,如飞点扫描激光、高频率和高速眼球跟踪系统等。随着技术的进步,越来越多的个性化和复杂精细的治疗计划(切削模式算法)大大提高了术后效果的预测性。

人体很少有系统能像眼睛一样,轻微的结构变化就能导致明显的功能变化。光学区理论上指的是通过激光切削矫正达到全部预期的角膜区域。直到现在,整个切削模式都是基于简单光学的理论眼模型(如 Gullstrand 眼模型)。在这种模型中,光学区与切削区相等,角膜表面呈球形,光对角膜不同部分的切削相同。虽然这种模型在矫正屈光不正方面很有效,但由于过于简单化,可能产生高阶像差。

激光与组织的相互作用本身是复杂的,光切削的效果受多种因素的影响。人的角膜天生是非球面的,中心最陡,越到边缘变得越平坦[1]。第一次激光切削模式的校准,是在以垂直角入射光束的平面上进行的。但实际情况下,光束是以斜角进入光学区的周边部。这种入射角的改变会导致更高的反射率,以及更大的光学暴露区,从而使光束辐射暴露(单位面积能量或通量)降到阈值以下。Mrochen 和 Seiler 证实,根据所用的切削能量,直径为 6.5mm 的光学区,其外周角膜组织的切削会减少 10%~15%[2,3]。

激光手术后,角膜的生物力学会继续发生显著的变化。在切削边缘曲率的突然不连续会促使上皮重塑,并延伸至光学区[4]。这种重构会引起球差,也减小了有效光学区的大小。为了解决这一问题,在光学区外围设计环形过渡区可以最大限度地降低这种不连续性[5]。在这种情况下,上皮重塑虽然有所减少,但并没有完全消除。基质组织切削也引起了其他生物力学的变化。近视切削改变角膜基质的张力,导致角膜中心收缩,随后光学区边缘的基质层增厚。这些变化使光学区的中心变平,同时边缘变陡,导致角膜轮廓变扁。这种增加的球差有效地减小了光学区的大小。当手术诱导的角膜生物力学变化(上皮重塑以及角膜切削不一致)超过了经典切削模式算法的理论值,会最终导致球差的增加。

综上,角膜激光手术结果的可预测性不仅取决于术眼光学参数(如光的折射,全眼、角膜和晶状体的光学参数),还取决于许多技术因素(如切削模式和激光位置的计算)。本章介绍了目前使用的切削模式及其优缺点,并对未来切削模式的计算方法进行展望。

3.2　切削模式的历史演变

Charles Munnerlyn 建立了首个切削模式,并推导出 Munnerlyn 公式,可用其估计矫正屈光不正(低阶像差、球镜和柱镜)所需要切除的角膜组织量[6]。这些公式的应用虽然是成功的,但它们毕竟只是基于理论假设。

基于此种公式的切削常导致引入术后高阶像差,主要是四阶球差,在屈光不正较高者身上更为严重[7,8]。

1993 年,Seiler 和 Genth 首次提出非球面切削模式,与标准球面矫正相比,术后具有更好的光学均一性和更少的不良反应[5]。

波前像差优化切削模式大概在 2000 年被首次提出,该模式通过预先补偿术后生物力学与上皮细胞的变化,以避免高阶像差的引入[9]。事实证明该模式是成功的,患者术后视力提高,特别是在低对比度的环境中。但是,对于术前已存在明显的高阶像差的患者无明显效果,还需要进行额外的研究。

在 20 世纪 90 年代中期,推出了第一个应用于临床的波前像差传感器(Hartmann-Shack 传感器,Tscherning 像差仪),可提供患者全眼更为客观的光学数据,用于手术切削方案的设计[10,11]。

波前像差引导的切削模式基于传感器获取的患者术前低阶像差和高阶像差,使术后高阶像差的引入减少,并能更有效地治疗术前已存在的高阶像差[12]。

角膜地形图引导的切削模式被用于治疗明显异常和不规则角膜[13]。相对于波前像差引导的切削模式,其主要优点是能够减少术后的角膜不规则。治疗角膜的这些不规则性,需要选择术后角膜的目标形状,包括曲率半径和角膜非球面性(Q 值)[14]。

在此基础上,角膜非球面性的概念被提出,允许手术医生预先设定治疗的目标 Q 值,Q 值调整的切削模式会产生一个非球面角膜形状[15]。与波前像差引导的切削模式相比,Q 值调整的切削模式已证实可减少术后像差,但一样具有局限性,主要在于不能矫正非旋转对称性的高阶像差(如彗差)。

光线追迹治疗是第一个不基于理论眼模型的切削模式,它综合考虑了个体的客观生物学特征、角膜地形图和像差数据,使用虚拟眼模型制订个性化的切削模式。光线追迹治疗切削模式的发展带来了更高的可预测性和更好的疗效,特别对于严重偏离 Gullstrand 模型的眼睛而言[16]。

随着新方法的不断引入,老视矫正切削模式的研究仍在继续。最初是采用单眼视切削模式,其作用是一只眼睛用于视远,而另一只眼睛用于视近。多焦点角膜切削模式已在研究中,该模式下角膜中心和周边分别用于视近和视远[17]。此外,老视矫正切削尝试制作一种超扁长角膜,以便双眼既能视近也能视远。近年来,飞秒激光辅助多焦点非球面切削模式结合单眼视和多焦点技术,通过制作一个 3mm 的中央隆起区域以便于视近,已取得了令人兴奋的初步结果[18]。

3.3　传统切削模式

传统的切削模式或 Munnerlyn 公式的主要目的是矫正低阶像差,包括近视、远视和散光在内的球柱镜屈光不正,可以通过 PRK、LASEK 等表层切削或 LASIK 等板层切削进行矫正。传统的切削模式依赖于患者的主觉验光和睫状肌麻痹验光的度数。

3.3.1　近视切削

近视需要逐步去除角膜组织的凸透镜,减少角膜前表面曲率。角膜中央组织去除较多,周边较少。Munnerlyn 从隐形眼镜的基本原理中推导出角膜组织切削的公式。在该公式中,除了切削直径外,切削深度可根据预期矫正屈光度数进行计算。理论公式基于两个主要假设(图 3.1):

(1)矫正前后角膜前后表面均视作球面。

(2)被去除的组织透镜具有与预期屈光度数变化相关的屈光力(D)。

近视切削计算公式为:

$$t(y)=\sqrt{R_0{}^2-(\frac{S}{2})^2}-\sqrt{R_1{}^2-(\frac{S}{2})^2}+\sqrt{R_1{}^2-y^2}-\sqrt{R_0{}^2-y^2}$$

$t(y)$:距离角膜中心为 y 的切削深度;y:距离光学中心的半径;S:被切除的组织透镜直径;R_0:术前角膜前表面曲率半径;R_1:术后角膜前表面曲率半径。

近视矫正时,最大切削深度位于治疗区中心。根据 Munnerlyn 公式,角膜中心切削深度随预期矫正的屈光度数的增加呈线性增加,并与光学区切削直径的平方成正比。假设光学区等同于切削区,在此计算中去除组织的切削量主要取决于光学区的直径。中心切削深度可由下述公式获得:

$$a_0=\frac{\Delta D\cdot r_0{}^2}{2\cdot(n-1)}$$

a_0:角膜中心切削深度;ΔD:预期矫正的近视屈光度数;r_0:光学区半径;n:角膜折射指数(1.376)。

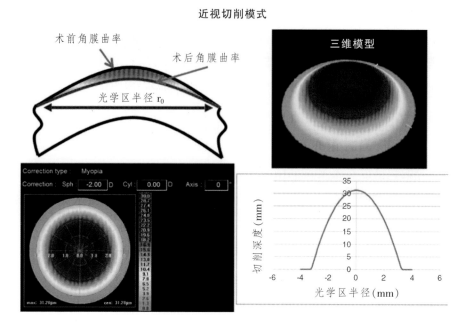

图 3.1   近视切削模式示意图。Munnerlyn 切削模式考虑到了在给定的光学区内术前角膜曲率和术后角膜曲率的差异。色彩图和截面图表示 6.5mm 光学区−2D 的近视矫正。

注意：一些作者采用泪膜折射率(n=1.337)预测角膜中心切削深度。

近视矫正最初是由脉冲激发的准分子激光，通过逐渐打开的光栅实现的。在这种情况下，角膜中央与周边相比暴露于更大比例的能量下，因此，角膜中央的组织被切除得更多。随着后来扫描光斑激光器的发展，这种可变光栅就不再必要了。扫描光斑激光器不仅可以矫正球镜和散光，还可以矫正高阶像差。

传统的近视切削模式是有效的，但也有缺陷。考虑到角膜组织损伤刺激会引起过度免疫反应，最初的切削直径限制在 4~5mm，以减少切削深度。随着手术的开展，发现较小的切削区会导致术后更多的不适主诉，包括四阶球差引起的光晕和眩光显著增加。因此，目前光学区直径设定为 6~7mm。

此外，用于推导近视切削模式的假设本身也有缺陷。因为人眼角膜并非球面形。事实上，人眼角膜的曲率呈扁长椭圆形，也就是角膜中央较陡峭（曲率半径更小），而周边较平坦（曲率半径较大）。近视切削手术后，角膜中央组织的去除导致术后角膜中央变平而周边变陡峭，形成扁平椭圆的角膜形状。扁长椭圆形角膜可能会导致球差的增加，尤其对于瞳孔较大或高度近视患者。2000 年，Seiler 等证实，这种非生理性扁平椭圆形角膜会导致眼像差的增加，引起视力下降，尤其是在暗环境下[8]。

　　准分子激光与角膜之间的相互作用是造成角膜非球面性的另一个因素。由于角膜是弯曲的,周边区域距激光较远,接收的能量比预期少,产生的切削也较弱。此外,激光光束以垂直的角度射入角膜中心区域,而呈倾斜角度射入角膜周边区域,在周边区域激光能量分布于更大的光斑面积,部分能量从表面折射,导致切削效果下降。最新的准分子激光仪已具备激光补偿的功能,减少了因此产生的术后视觉质量问题。

　　优化近视切削模式的其他准分子激光技术的改进,包括切削更平滑、光学区直径增加、光束均一性增加,以及使周边轮廓更平滑的过渡区设计[19-21]。

　　总之,这些改进使术后产生的高阶像差最小化。

3.3.2　远视切削

　　矫正远视需要从角膜中去除一个"凹透镜"形状的角膜组织,以增加切削区的角膜曲率(图 3.2)。Munnerlyn 再次推导出用于矫正远视的切削公式:

$$t_H(y)=\sqrt{R_0^2-y^2}-\sqrt{R_1^2-y^2}+R_1-R_0$$

$t_H(y)$:距离角膜中心为 y 的切削深度;y:距离光学中心的半径($y \leqslant S/2$);S:被切除的组织透镜直径;R_0:术前角膜前表面曲率半径;R_1:术后角膜前表面曲率半径。

　　对于远视矫正,角膜周边区域需要切削更多。最初是通过应用光束分流器将能量引导到角膜周边,而使角膜中心组织得以保留。切削掩膜也被用来以一种可控的方式分散激光的能量。掩膜较薄的部分被放置在角膜周边,可让更多的能量通过,较厚部分位于角膜中央,从而保护角膜中央区域。飞点扫描激光技术的进步使得准分子激光可以在不用掩膜的情况下让角膜周边区域获得更多的脉冲。

　　远视切削比近视切削具有更大的挑战性,因为环形区域的切削比角膜中央切削难度更大。上皮重塑是远视切削中另一个复杂的因素。随着时间的推移,被切削的周边区域出现上皮细胞的增生,可能导致远视切削效果下降。矫正的屈光度数越高,切削深度越深,与之相关的愈合反应越重,眩光越明显。与近视矫正相同,最初的手术局限于小光学区,之后光学区增大,手术效果也得到改善。随着准分子激光的改进,混合过渡区显著改善了角膜的梯度重塑。通常,过渡区距离光学区(通常直径为 6~7mm)边缘 1~2mm。远视切削时,在 PRK 等表面切削中需要去除较大范围的角膜上皮,或者制作直径达 9.5mm 的大直径 LASIK 角膜瓣。

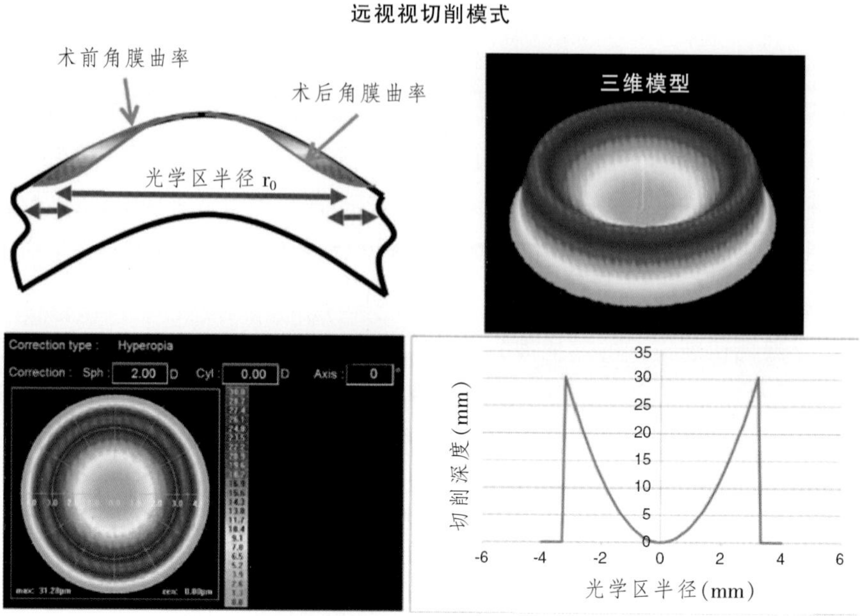
远视视切削模式
术前角膜曲率
术后角膜曲率
光学区半径 r_0
三维模型
Correction type : Hyperopia
Correction : Sph : 2.00 D Cyl : 0.00 D Axis : 0 °
切削深度(mm)
35
30
25
20
15
10
5
0
-6 -4 -2 0 2 4 6
光学区半径(mm)

图 3.2 远视切削模式示意图。Munnerlyn 切削模式考虑到了在给定的光学区内术前角膜曲率和术后角膜曲率的差异,设置过渡区可避免术后角膜形状的过陡过快变化。色彩图和截面图表示 6.5mm 光学区+2D 的远视矫正。

3.3.3 散光切削

散光矫正是要矫正两条相互垂直的子午线。

图 3.3 为单纯近散光和单纯远视散光模式，图 3.4 和图 3.5 分别为复合近视散光和复合远视散光模式。

以近视散光(–2.00D/–1.00D×0°)为例。结合两条主要子午线上所需的矫正,可看作基于 90°轴位上–3.0D 近视切削。角膜中央最大切削深度是根据该屈光力计算而来,大约 46μm(每 1D 切削约 15μm)。

以远视散光(+2.00D/+1.00D×0°)为例,可看作基于 90°轴位上+3.0D 远视切削。最大切削深度位于光学区边缘,最大切削深度也约为 46μm(每 1D 切削约 15μm),远视切削区内有 1mm 的过渡区。

因此,传统的模式只能矫正两条主要子午线相互垂直的对称性(规则)散光。不对称性(不规则)散光的切削原理将在后面的“未来进展”部分进行讨论。

根据两条焦线与视网膜的位置,规则散光可分为 5 种：

(1)单纯近视散光:一条焦线位于视网膜前,而另一条焦线位于视网膜上。

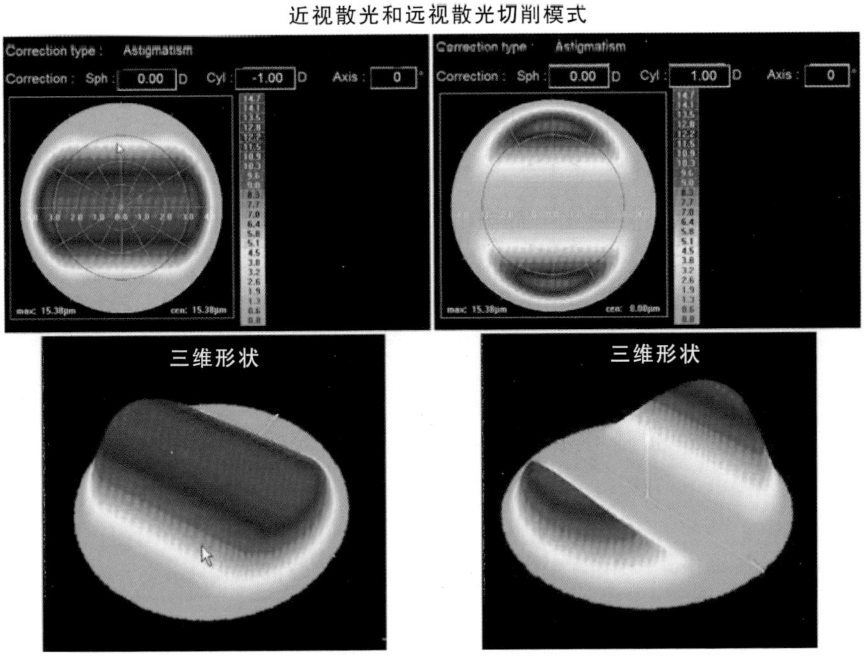

近视散光和远视散光切削模式

图 3.3　近视散光−1D×0°(左)和远视散光+1D×0°(右)切削模式原理图。过渡区可避免近视术后角膜形状沿平坦子午线(水平轴)和远视术后沿着陡峭子午线(垂直轴)移动。

(2)复合近视散光:两条焦线都位于视网膜前。

(3)单纯远视散光:一条焦线位于视网膜上,而另一条焦线位于视网膜后。

(4)复合远视散光:两条焦线都位于视网膜后。

(5)混合散光:一条焦线位于视网膜前,而另一条焦线位于视网膜后。

切削模式将取决于两条焦线与视网膜的位置。散光矫正是通过重塑角膜前表面形态,使两条焦线最终都聚焦在视网膜上。有两种方法:要么使平坦子午线变陡峭,或者使陡峭子午线变平坦。McDonnell 进行了首次尝试,在两个平行叶片之间传递准分子激光,逐渐增加叶片的宽度,先矫正球镜,后矫正柱镜。随着扫描激光技术的发展,可使用可变可切削的掩膜,其较薄部分能增加陡峭子午线的切削。

飞点扫描准分子激光仪的发明使散光的矫正更加精准。准分子激光先使用小光斑沿着陡峭子午线切削,以渐进的方式沿子午线移动,并使该区域变平,随着移动,光斑直径逐渐增大。陡峭子午线变平后与平坦子午线相匹配,然后对近视球镜进行整体矫正,使整个角膜曲率变平,这种方法对单纯近视和复合近视散光都有很好的效果。在远视散光中,这种负柱镜切削法会导致角膜组织的过度切削,已变

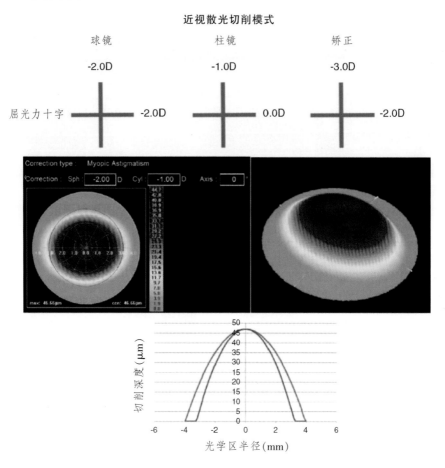

图 3.4   近视散光−2.00D/−1.00D×0°切削模式。

平坦的区域在随后的远视球镜切削过程中会再次变得陡峭。随着准分子激光和扫描电子束技术的发展,改变陡峭子午线不需要先使其变平坦,保留了之前被过度切削的组织。这种方法现在被称为正柱镜切削法。

交叉柱镜法是矫正混合散光最好的方法。用负柱镜切削法将位于视网膜前的近视焦线后移至视网膜,用正柱镜切削法将位于视网膜后的远视焦线前移至视网膜,不需要后续的球镜矫正。

3.4   波前像差优化的切削模式

许多研究报道了屈光不正术后会产生高阶像差[7,22−24]。Kohnen 团队研究了近视和远视角膜激光术后像差的情况,发现近视角膜切削术后主要引起正球差、远

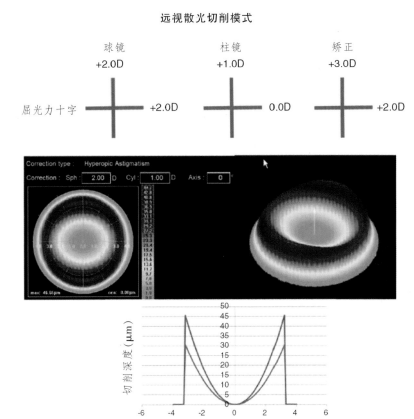

图 3.5　远视散光+2.00D/+1.00D×0°切削模式(注：截面图不包含过渡区)。

视角膜切削术后则主要引起负球差[25]。同时也观察到术后高阶散光的增加，这两种像差都会显著影响视力[26]。波前像差优化的切削模式的设计就是为了预补偿由球柱镜矫正引起的四阶球差和高阶散光，从而保持手术眼的自然生理状态[9]。

为保持角膜的扁长形状，与传统模式相比，预补偿需要通过去除更多周边角膜基质组织。将患者角膜曲率与人群数据的球面像差相结合，推算出一种基于主觉验光度数的算法。对于近视矫正，Mrochen 团队演示了另外一种切削模式，这种模式可保持中央切削深度不变，而周边角膜切削深度较传统模式多 35%[27]。

每矫正 1D 近视约引起 0.1μm 的球差。一项 FDA 对照研究证明了波前像差优化的切削模式在近视矫正中的优势。该研究中，80%的眼术后 6 个月的屈光度数在目标屈光度±0.5D 范围内。这已成为屈光手术是否成功的判定标准。此外，超过 60%眼的术后视力较术前有所提高，其间视视力也有明显改善。

波前像差优化的切削的优势是不需要昂贵的像差测量设备和术前复杂耗时

的波前像差测量程序。其主要缺点则包括仅治疗低阶球柱面像差,以及相比于经典的切削模式,周边角膜组织切削更多。

3.5 　Q 值调整的非球面优化切削模式

Q 值反映了角膜的非球面性。在一般人群中,Q 值为-0.8~0.4,平均值为-0.2[9]。Q 值<0 时,角膜呈扁长椭圆形,从中央到角膜周边逐渐变平。Q 值>0 时,所测量的 Q 值上限表明人群仍有部分人群为扁平椭圆形角膜,从中央到周边逐渐变凸。有研究表明,近视矫正手术将角膜由非球面向扁平椭圆形改变。Q 值偏移与手术矫正量密切相关,并可取假设值>1.0[28]。研究人员利用模型计算角膜理想的术后非球面度,认为 Q 值应为-0.4~-0.6[29-31]。通过模型所得到的推荐值对于大多数人是适用的,但并不能直接应用到每个人。

Koller 等发现,对于不超过-9.0D 的近视及不超过-2.5D 的散光,个性化 Q 值切削调整模式与波前像差引导的切削模式具有相近的临床效果。对于不超过-5.0D 的近视,个性化 Q 值切削调整模式对角膜非球面性的影响更小[17]。

3.6 　角膜地形图引导的激光切削模式

角膜地形图引导的激光切削模式最初是用于矫正角膜不规则散光。直到 2010 年,该方法才进一步用于角膜球柱镜矫正,来修正不规则角膜。可根据角膜地形图测量结果计算高度图,并可根据人群角膜非球面度计算出高度值。差值图可通过多项式近似获得。角膜切削模式由差值图计算得出的屈光数据及差值图本身共同决定。角膜地形图引导的激光切削模式可修正角膜前表面的像差,完成个性化的角膜切削。

角膜地形图引导的切削模式在治疗高度不规则角膜时表现出巨大优势。2000 年,Knorz 等证实:在偏心切削或光学区过小引起术后严重角膜散光的多数患者中,角膜地形图引导的激光切削能明显减少角膜散光、提高裸眼视力及角膜规则性[13]。而对较小的角膜不规则以及中央角膜不规则(如中央岛),治疗效果则不太理想。Lin 等对 LASIK 术后角膜扩张患者进行研究,发现通过角膜地形图引导的激光切削,71%眼术后裸眼视力达到 20/40,而在矫正前仅有 12%眼裸眼视力达 20/40。此外,53%眼最佳矫正远视力(CDVA)能提高至少 2 行[32]。Chen 等研究了一组 LASIK 术后存在并发症的患者,包括微皱褶、纽扣瓣、偏心瓣、上皮植入、层间角膜炎和继发瘢痕者,术后角膜不规则指数明显改善,且 88%眼的屈光度在预期

1.0D 之内[33]。另有研究表明,角膜地形图引导的激光切削联合角膜交联,能明显改善角膜移植术后散光和圆锥角膜。这些结果具有重大意义,因为在不规则散光的角膜中很难获得高质量的波前像差图,以用于波前像差引导的角膜切削。

最初,角膜地形图引导的切削模式被认为仅适用于高度不规则的角膜。角膜的理想切削不仅由角膜像差和角膜不规则性决定,还与角膜和晶状体之间的像差相互补偿有关。2002 年,Seiler 证明单方面减少角膜像差有时会导致总像差的增加[34]。2005 年,Kanellopoulos 等进一步研究了角膜地形图引导的切削在规则角膜中治疗远视和远视散光的作用。在该研究中,术后 2 年,75.5%眼屈光度在目标屈光度 0.5D 内,而 94.4%眼在 1.0D 范围内。此外,46.6%眼视力提高了至少 1 行[35]。Tan 等在 2000 例伴有散光的低度至高度近视患者的回顾性研究中发现,通过角膜地形图引导的切削,72.9%眼达到 1.0 及以上视力,可预测性为 86.1%(目标等效球镜 0.5D 内)[36]。以上及其他一些研究均表明,角膜地形图引导的激光切削具有与波前像差引导的激光切削相同的治疗效果。

3.7　波前像差引导的切削模式

波前像差引导的切削模式可以进行球柱镜及全眼高阶像差的矫正。自 1999 年 Seiler 进行第一例波前像差引导的个性化治疗手术以来[37],波前像差引导的切削模式已逐渐成为激光中心的首选治疗方式。在波前像差引导的切削模式中,波前像差仪所获得的数据传输到治疗激光器来指导切削程序。这种切削模式与传统的准分子激光及波前像差优化的激光切削不同,后者均采用主觉验光的参数指导切削。预期波前像差与实际像差的差值则被用于生成一个拟切削的三维角膜地形图[38]。

与角膜地形图引导的角膜切削类似,波前像差引导的角膜切削也是一种个性化设计。但角膜地形图仅反映角膜有关的问题,而波前像差则反映全眼整个光学系统的问题。

波前像差测量最常用的是 Hartmann-Shack 传感器和 Tscherning 像差仪。波前像差的传感器,能测量光束通过眼球后引起的偏差。Hartmann-Shack 传感器捕捉由微透镜经过视网膜散射的光束形成的点状图案。而 Tscherning 像差仪则通过点光源投射到视网膜上,黄斑成像的同时计算光学系统的总像差。相机捕捉投射到视网膜上的图案,并与原始图案进行比较,提供波前像差数据。然后应用 Zernike 多项式进行近似,进而直接计算出角膜切削所需数据。

高阶像差显著的情况下,尤其是在 6mm 瞳孔直径下高阶像差的均方根>0.3μm

时,首先选择波前像差引导的切削模式。研究表明,当高阶像差的均方根值<0.3μm时,波前像差引导的切削模式和波前像差优化的切削模式相比无显著差异[39]。Kung 等进行了一项前瞻性随机对照研究,比较了左右眼各自进行波前像差引导与波前像差优化的角膜切削术后 1、3、6 和 12 个月的效果。对术前双眼高阶像差的均方根值均<0.3μm 的亚组分析发现,接受波前像差优化的角膜切削眼在术后12 个月的随访中出现白天与夜间视力的下降和视力波动。尽管不同的研究中得到的结论有所差异,但多数情况下,波前像差引导的切削模式与波前像差优化下的切削相比,在正常范围像差的患者中未见明显优势[39,40]。

波前像差引导的切削模式受到以下客观因素的限制:客观验光作为某个时间点的测量数据受其他因素影响。手术治疗的精确性可能受到晶状体调节、术中旋转甚至瞳孔中心移位的影响[41,42]。瞳孔中心会发生移位是因为术前与术中瞳孔大小不同。此外,年龄增加而致的测量数据变化也值得被关注。

3.8　光线追迹引导的切削模式

光线追迹引导的切削模式是在球-柱镜矫正的同时,根据患者的需要进行全眼或角膜高阶像差的矫正。光线追迹引导的切削模式统一考虑了角膜地形图、像差和生物测量数据,克服了基于单个数据切削模式的局限性。光线追迹追踪光束通过眼内光学系统的过程。基于该技术,可对某些眼内光学元件进行优化,以获得更好的全眼光学质量。光线追迹引导的切削模式在角膜切削模式中是独一无二的,与其他现有的切削模式相比,简单眼模型并不作为其切削计算的参考基础。光线追迹引导的切削模式是对参考生物测量数据和角膜地形图数据所创建的"个性化"眼模型进行切削,个性化程度更高。

光线追迹引导的切削模式使用的像差计类似于 Tscherning 像差仪,但与后者相比其光束为贯序进入,而非同时进入。当每束光束到达视网膜时,光探测器记录并分析其像差,该方法避免了高像差眼中可能发生的光束交叉。在光线追迹引导的切削模式中,角膜曲率、中央角膜和视网膜厚度、眼轴长度和瞳孔直径等生物测量数据亦被加入像差测量。此外角膜地形图的相关信息也应用于该光线追迹切削程序。Mrochen 等认为,从理论上讲光线追迹引导的切削术后不会有像差残留。而波前像差引导的切削不能完全消除所有像差,在某些情况下,由于忽视多个透镜的复杂性,某些特定类型的像差可能增加两倍[16]。

Cummings 等回顾性比较了光线追迹引导的角膜切削与波前像差优化的角膜

切削、波前像差引导和角膜地形图引导的切削患者术后一年的结果,发现经过光线追迹引导的角膜切削眼,其裸眼视力较术前最佳矫正视力有所提高。与波前像差优化和角膜地形图引导组相比,光线追迹组患者的裸眼视力或最佳矫正视力超过 20/20 的比例显著提高。尽管波前像差引导组的术后视力达到 20/20 和 20/16 的百分比更高,但并没有患者术后裸眼视力可超过 20/12.5,但光线追迹组的术后裸眼视力有 9.5% 超过 20/12.5[43]。

3.9　老视切削模式

老视切削设计的基础为增加术后焦深。目前已有多种方法通过调节的部分矫正完成老视治疗。第一种切削模式为单眼视法,矫正后一眼用于视远,对侧眼则用于视近。该方法会导致屈光参差,对双眼视和立体视觉有所损害。据报道,老视单眼视切削模式的成功率高达 92%[44]。对于<2.5D 的屈光参差、<50′的立体视力,以及<0.6 棱镜度的远距离内隐斜患者,手术结果会更好[45,46]。老视单眼视切削模式的手术最佳目标屈光度目前尚存在争议,部分研究认为,目标屈光度应不超过 –2.0D,而部分研究则认为不应超过–2.5D[47]。

第二种切削模式为多焦点远视切削,即在角膜中央或周边进行切削,最终保留部分区域用于视近,另一部分区域用于视远。Alio 等对 3 种远视切削模式进行了评估[48]。结果表明,用于过渡区和周边区均增加焦深,而中央区和周边区切削使裸眼近视力和远视力显著改善[49]。

Jackson 等采用非球面切削方式改善老视合并远视患者的近视力,发现术后对比敏感度无明显下降,术后矫正近视力显著改善[50]。Vinciguerra 等应用移动光圈切削瞳孔中线下方半月区,使该处角膜曲率变陡峭,以产生双焦[51]。这种新的切削模式使角膜中心变得陡峭和角膜更扁长,以减少高阶像差[52]。

Pajic 等将飞秒激光辅助多焦点非球面角膜切削术称为老视 LASIK。手术包括两个步骤:首先进行屈光不正(伴或不伴散光的近视、远视)矫正,然后在中央区 3mm 内额外增加 2~3D,让角膜中央区抬高。该手术旨在通过多焦点非球面设计进行个性化角膜塑形。主导眼目标屈光度通常设定为 0.0D,非主导眼设定为– 0.5D。老视 LASIK 术的术后效果非常好,角膜术后多焦点设计能够显著改善裸眼远、中、近视力,并在术后 6 个月保持稳定。目前仍需要更多的临床研究对该方法进一步评估(B. Pajic 2017,未发表的数据)。

参考文献

1. Klyce SD, Endl MJ. Corneal topography in modern refractive surgery. Int Opthalmol Clin. 2002;42:19–30.
2. Mrochen M, Seiler T. Influence of corneal curvature on outcome. ARVO abstract 1962. J Refract Surg. 2001;584–7.
3. Mrochen MC, Kaemmerer M, Riedel P, Seiler T. Why do we have to consider the corneal curvature for the calculation of customized ablation profiles? Invest Ophthalmol Vis Sci. 2000;41:S689.
4. Netto MV, Mohan RR, Ambrósio R Jr, Hutcheon AE, Zieske JD, Wilson SE. Wound healing in the cornea: a review of refractive surgery complications and new prospects for therapy. Cornea. 2005;24:509–22.
5. Seiler T, Genth U, Holschbach A, Derse M. Aspheric photorefractive keratectomy with excimer laser. J Refract Surg. 1993;9:166–72.
6. Munnerlyn CR, Koons SJ, Marshall J. Photorefractive keratectomy: a technique for laser refractive surgery. J Cataract Refract Surg. 1988;14:46–52.
7. Moreno-Barriuso E, Lloves JM, Marcos S, Navarro R, Llorente L, Barbero S. Ocularaberrations before and after myopic corneal refractive surgery: LASIK-induced changes measured with laser ray tracing. Invest Ophthalmol Vis Sci. 2001;42:1396–403.
8. Seiler T, Kaemmerer M, Mierdel P, Krinke HE. Ocular optical aberrations after photorefractive keratectomy for myopia and myopic astigmatism. Arch Ophthalmol. 2000;118:17–21.
9. Mrochen M, Donitzky C, Wüllner C, Löffler J. Wavefront-optimized ablation profiles. J Cataract Refract Surg. 2004;30:775.
10. Liang J, Grimm B, Goelz S, Bille JF. Objective measurement of wave aberrations of the human eye with the use of a Hartmann-Shack wave-front sensor. J Opt Soc Am A Opt Image Sci Vis. 1994;11(7):1949–57.
11. Mierdel P, Krinke HE, Wiegand W, Kaemmerer M, Seiler T. Measuring device for determining monochromatic aberration of the human eye. Ophthalmologie. 1997;94(6):441–5.
12. Mrochen M, Krueger RR, Bueeler M, Seiler T. Aberration-sensing and wavefront-guided laser in situ keratomileusis: management of decentered ablation. J Refract Surg. 2002;18:418–29.
13. Knorz MC, Jendritza B. Topographically-guided laser in situ keratomileusis to treat corneal irregularities. Ophthalmology. 2000;107:1138–43.
14. Schwiegerling J, Snyder RW. Custom photorefractive keratectomy ablations for the correction of spherical and cylindrical refractive error and higher-order aberration. J Opt Soc Am A Opt Image Sci Vis. 1998;15(9):2572–9.
15. Koller T, Iseli HP, Hafezi F, Mrochen M, Seiler T. Q-factor customized ablation profile for the correction of myopic astigmatism. J Cataract Refract Surg. 2006;32:584–9.
16. Mrochen M, Bueeler M, Donitzky C, Seiler T. Optical ray tracing for the calculation of optimized corneal ablation profiles in refractive treatment planning. J Refract Surg. 2008;24:446–51.
17. Koller T, Seiler T. Four corneal presbyopia corrections: simulations of optical consequences on retinal image quality. J Cataract Refract Surg. 2006;32:2118–23.
18. Vastardis I, Pajic-Eggspühler B, Müller J, Cvejic Z, Pajic B. Femtosecond laser-assisted in situ keratomileusis multifocal ablation profile using a mini-monovision approach for presbyopic patients with hyperopia. Clin Ophthalmol. 2016;10:1245–56.
19. Bueeler M, Mrochen M, Seiler T. Maximum permissible torsional misalignment in aberration-sensing and wavefront-guided corneal ablation. J Cataract Refract Surg. 2004;30(1):17–25.
20. Bueeler M, Mrochen M. Simulation of eye-tracker latency, spot size, and ablation pulse depth on the correction of higher order wavefront aberrations with scanning spot laser systems. J Refract Surg. 2005;21(1):28–36.
21. Bueeler M, Mrochen M, Seiler T. Maximum permissible lateral decentration in aberration-sensing and wavefront-guided corneal ablation. J Cataract Refract Surg. 2003;29(2):257–63.
22. Holladay JT, Dudeja DR, Chang J. Functional vision and corneal changes after laser in situ keratomileusis by contrast sensitivity, glare testing, and corneal topograph. J Cataract Refract Surg. 1999;25:663–9.

23. Oliver KM, Hemenger RP, Corbett MC, O'Brart DP, Verma S, Marshall J, Tomlinson A. Corneal optical aberrations induced by photorefractive keratectomy. J Refract Surg. 1997;13:246–54.

24. Oshika T, Tokunaga MT, Samejima T, Amano S, Tanaka S, Hirohara Y, Mihashi T, Maeda N, Fujikado T. Higher order wavefront aberrations of cornea and determination of refractive correction in laser in situ keratomileusis. Ophthalmology. 2002;109:1154–8.

25. Kohnen T, Mahmoud K, Bühren J. Comparison of corneal higher order aberrations induced by myopic and hyperopic LASIK. Ophthalmology. 2005;112:1692–8.

26. Applegate RA, Marsack JD, Ramos R, Sarver EJ. Interaction between aberrations to improve or reduce visual performance. J Cataract Refract Surg. 2003;29:1487–95.

27. Mrochen MD. Wavefront-optimized ablation profiles: theoretical background. J Cataract Refract Surg. 2004;30:775–85.

28. Hersh PS, Shah SI, Holladay JT. Corneal asphericity following excimer laser photorefractive keratectomy. Ophthalmic Surg Lasers. 1996;27:421–8.

29. MacRae S, Schwiegerling J, Snyder RW. Customized and low spherical aberration corneal ablation design. J Refract Surg. 1999;15:246–8.

30. Schwiegerling J, Snyder RW. Corneal ablation patterns for correct spherical aberration in photorefractive keratectomy. J Cataract Refract Surg. 2000;26:214–21.

31. Manns F, Ho A, Parel JM, Culbertson W. Ablation profiles for wavefront-guided correction of myopia and primary spherical aberration. J Cataract Refract Surg. 2002;28(5):766–74, ISSN 0886–3350, https://doi.org/10.1016/S0886-3350(01)01322-0. http://www.sciencedirect.com/science/article/pii/S0886335001013220.

32. Lin DT, Holland SR, Rocha KM, Krueger RR. Method for optimizing topography-based customized ablation of highly aberrated eyes with the Allegreto wave excimer laser. J Refract Surg. 2012;28:S841–8.

33. Chen X, Stojanovic A, Zhou W, Utheim TP, Stojanovic F, Wang Q. Transepithelial, topography-guided ablation in the treatment of visual disturbances in LASIK flap or interface complications. J Refract Surg. 2012;28:120–6.

34. Seiler T, Dastjerdi MH. Customized corneal ablation. Curr Opin Ophthalmol. 2002;13:256–60.

35. Kanellopoulos A. Topography-guided custom retreatments in 27 symptomatic eyes. J Refract Surg. 2005;21:513–8.

36. Tan J, Simon D, Mrochen M, Por YM. Clinical results of topography-based customized ablations for myopia and myopic astigmatism. J Refract Surg. 2012;28:829–36.

37. Mrochen M, Kaemmerer M, Seiler T. Wavefront-guided laser in situ keratomileusis: early results in three eyes. J Refract Surg. 2000;16(2):116–21.

38. Mrochen M, Seiler T. Grundlagen der wellenfrontgeführten refraktiven Hornhautchirurgie. Der Ophthalmologe. 2001;98(8):703–14.

39. Stonecipher KG, Kezirian GM. Wavefront-optimized versus wavefront-guided LASIK for myopic astigmatism with the Allegretto wave: three-month results of a prospective FDA trial. J Refract Surg. 2008;24:424–30.

40. Michael M, Hans I, Maik K, Peter M, Hans-Eberhard K, Theo S. Relevance of wavefront aberrations of the human eye in corneal laser surgery. Med Laser Appl. 2004;19:126–35. https://doi.org/10.1078/1615-1615-00134.

41. Ciccio AE, Durrie DS, Stahl JE, Schwendeman F. Ocular cyclotorsion during customized laser ablation. J Refract Surg. 2005;21:772–4.

42. Applegate RA, Marsack JD, Sarver EJ. Noise in wavefront error measurement from pupil center location uncertainty. J Refract Surg. 2010;26:796–802.

43. Cummings AB, Kelly GE. Optical ray tracing-guided myopic laser in situ keratomileusis: 1-year clinical outcomes. Clin Ophthalmol. 2013;7:1181–91.

44. Jain S, Arora I, Azar DT. Success of monovision in presbyopes: review of the literature and potential applications to refractive surgery. Surv Ophthalmol. 1996;40:491–9.

45. Goldberg D. Comparison of myopes and hyperopes after laser in situ keratomileusis monovision. J Cataract Refract Surg. 2003;29:1695–701.

46. Sippel KC, Jain S, Azar DT. Monovision achieved with excimer laser refractive surgery. Int Ophthalmol Clin. 2001;41:91–101.

47. Cox CA, Krueger RR. Monovision with laser vision correction. Ophthalmol Clin N Am. 2006;19:71–5.

48. Alió JL, Montés-Mico R. Wavefront guided versus standard LASIK enhancement for residual refractive errors. Ophthalmology. 2005;113(2):191–7.
49. Alió JL, Amparo F, Ortiz D, Moreno L. Corneal multifocality with excimer laser for presbyopia correction. Curr Opin Ophthalmol. 2009;20:264–71.
50. Jackson WB, Tuan KM, Mintsioulis G. Aspheric wavefront-guided LASIK to treat hyperopic presbyopia: 12-month results with the VISX platform. J Refract Surg. 2011;27:519–29.
51. Vinciguerra P, Nizzola GM, Bailo G, Nizzola F, Ascari A, Epstein D. Excimer laser photorefractive keratectomy for presbyopia: 24-month follow-up in three eyes. J Refract Surg. 1998;14:31–7.
52. Alarcón A, Anera RG, del Barco LJ, Jiménez JR. Designing multifocal corneal models to correct presbyopia by laser ablation. J Biomed Opt. 2012;17(1):018001.

第 4 章

角膜地形图引导和 Contoura™ 激光视力矫正手术

Arthur B. Cummings

摘 要

  角膜地形图基于Placido环或Scheimpflug照相机原理,以获得角膜相关数据,起初用于复杂眼或再次手术眼的诊治。手术中输入的屈光度为显然验光结果,个性化治疗则需要依靠角膜高阶像差数据,如球差和彗差。最初的手术分为两个阶段,首先利用角膜地形图引导减少角膜和全眼高阶像差;6个月后通过精细手术,矫正残留的屈光不正。第二阶段的精细手术矫正通常依赖波前像差优化模式。随着时间的推移和技术的进步,高阶像差与低阶像差合并矫正已具有较好的可预测性,因此,现今大多数手术已经能够一次性完成。即使术后需要增强治疗,初次治疗也并不能算作失败。现如今,很多初次手术或者术后需要增强治疗的患者已经成功地在地形图引导的角膜切削后获得满意的视力。角膜地形图引导的切削相比于常规波前像差优化的切削模式,患者术后视觉质量更好,包括在夜间驾驶时。原因可能是,在角膜地形图引导下的切削中角膜形态得到优化,高阶像差减少,进而提高了视觉质量,其术后屈光度可精确到0.01D,亦提高了可预测性,在角膜地形图引导切削的术前检查中,使泪膜均匀分布,以获得高质量的扫描,并且术中切削以角膜顶点为中心,而非瞳孔中心。

  如今,角膜地形图引导的切削模式在术前视觉质量较高的患者中已越来越普遍。

关键词

  角膜地形图,角膜断层地形图,屈光可预测性,高阶像差,低阶像差,角膜中心定位,对比敏感度,角膜地形图引导,Contoura™ Vision

4.1   引言

角膜是人眼中最重要、最强大的光学部件。而泪膜是发生折射的重要分界面。光线从空气(折射率为 1.0)折射到角膜(折射率为 1.376),并最终投向视网膜。人眼角膜通常为扁长椭圆形,即角膜中央较陡,至周边越来越扁平。

当使用常规 Munnerlyn 公式对近视患者进行角膜切削时,中央角膜与周边或中周部角膜相比,被切削得更平坦。如果光学区过小或过渡区不够,切削后的扁平角膜可导致全眼球差残留。而波前像差优化的切削模式通过增加有效光学区,很大程度上减少了该问题。用现代飞点激光照射角膜上的特定点,垂直照射角膜的中心光线比偏斜照射的外围光线能更有效地切削,这也称为余弦效应。由于入射光线偏斜,会产生较大的椭圆斑及光线反射,切削能量将会有一定程度的损失,边缘点的效果可降低 25%。而波前像差优化的切削模式可通过增加外周激光点来弥补能量的损失,增加比率通过程序固定算法得到。

个性化 Q 值切削模式或非球面引导的切削模式(将在第 7 章讨论)与波前像差优化的切削模式在很多方面有所不同,关键的区别在于是否指定最终的非球面值。在波前像差优化的切削模式下,角膜根据波前像差优化进行简单切削,其最终形状则由原始角膜形状减去切削部分形状得到,术后角膜比之前更加扁平。虽然这种扁平状态不能与以前非波前像差优化的切削模式相比。当进行个性化 Q 值引导的手术时,预期的术后 Q 值(或非球面值)可直接输入。这种切削将导致更扁长或更扁平的术后角膜。个性化 Q 值切削模式和波前像差优化的切削模式的其他区别见表 4.1。值得注意的是,个性化 Q 值切削模式所具有的特征也是角膜地形图引导的切削模式所固有的。

表 4.1   波前像差优化与个性化 Q 值激光手术差别

波前像差优化的切削模式	个性化 Q 值切削模式
K 值不影响切削模式	K 值影响切削模式
Q 值不影响切削模式	Q 值影响切削模式
先矫正球镜,后矫正柱镜	同时矫正球镜和柱镜
球镜和柱镜矫正以 0.25D 为增量输入	球镜和柱镜矫正以 0.01D 为增量输入
光学区域大小以 0.25mm 为增量,范围为 5.0~8.0mm	光学区域大小以 0.1mm 为增量,范围为 5.0~8.0mm

本章一开始介绍了个性化 Q 值角膜切削模式,要意识到该模式以上提到的优点都包含在 Contoura™ Vision 激光矫正和地形图引导的角膜切削中。

4.2 角膜地形图引导的角膜切削

角膜地形图引导的角膜切削,又称角膜地形图辅助的激光手术(T-CAT)。该手术方式由德国 WaveLight 公司于 2004 年(Topolyzer™)和 2005 年(Oculyzer™)引进,用于治疗波前像差图无法进行测量的患眼。当时的治疗遵循以下决策流程:

(1)对于视力良好且视觉质量无异常的患者,若目的仅为摘掉框架眼镜或隐形眼镜,建议进行波前像差优化的角膜切削。

(2)对于存在眩光、光晕、星芒等视觉质量问题的患者,如果可以得到有效的术前波前像差,则进行波前像差引导的角膜切削。

(3)对于存在眩光、光晕、星芒等视觉质量问题的患者,如果无法获得有效的术前波前像差,则采取 T-CAT。

(4)Placido 环图像会在设备摄像头的所在位置存在盲点,因此需要推测得到角膜中心位置的数据。

(5)根据设备设置不同,Scheimpflug 可扫描角膜中心区域 25~50 次,提供准确可靠的中央区数据。

图 4.1 是个性化激光视力矫正的决策流程图。可以清楚地看到,角膜地形图引导的角膜切削最初是为了处理复杂像差,这种复杂像差可由角膜瘢痕、不规则散光、角膜偏心或光学区较小的角膜屈光手术、角膜移植后角膜不规则等导致。T-CAT 手术在美国以外的其他国家和地区获得批准后,大多用于处理复杂的角膜情况。然而,在爱尔康首次向 FDA 提交 T-CAT 手术申请时,FDA 认为其适应证应该只包括首次治疗患者,即以前未进行过手术的患者,因为角膜地形图引导的治疗方法尚未被证明安全可靠。FDA 研究在该部分患者身上获得的成功,引领角膜屈光手术进入了一个新时代,即使用地形图引导的角膜切削治疗"正常"眼。现在我们所说的 Contoura™ Vision,即用 LASIK 治疗近视和近视散光时,应用 Placido 数据设计切削参数。Contoura™ Vision 在 2015 年巴塞罗那欧洲白内障与屈光外科医师协会会议上第一次出现。

本章旨在介绍两种治疗方法:

(1)用于首次 LASIK 治疗的 Contoura™ Vision。

(2)旨在矫正屈光手术后存在明显角膜像差的 T-CAT 治疗。

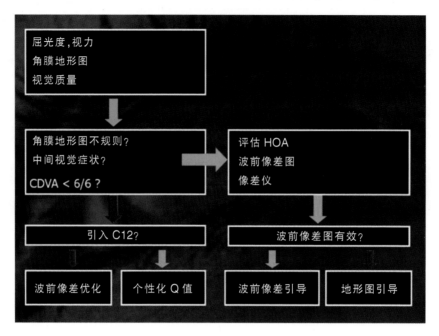

图 4.1　个性化激光视力矫正决策图。

4.3　Contoura™ Vision：LASIK 治疗近视与近视散光的主要手段

Contoura™ Vision 经 FDA 研究[1]，纳入 250 例近视或近视性散光患者(球镜或等效球镜不超过-9.00D，以及散光不超过 6.00D)。FDA 在美国 12 个研究中心，对 249 例患者进行随访，获得了较可靠的数据库以供分析[2]。结果表明，患者的术后视力、视觉质量提高和用眼舒适度远远超出预期，引起了全球屈光手术医生的注意。该批患者经过非常仔细的挑选，其角膜散光与屈光性散光相匹配，并且散光非常规则。研究者希望通过此项研究证实角膜地形图引导的个性化 LASIK(T-CAT)并不比波前像差优化 LASIK(WFO)的疗效差。波前像差优化的切削模式已被认为是非常成功的。因此，其他切削模式与其效果可比时，才能得到大多数屈光手术医生的肯定。T-CAT 治疗真正的优势，如角膜规则、光学区扩大、偏心矫正，并没有在该研究中得到体现，该研究是为了证明 T-CAT 的切削模式的安全性。FDA 的研究结果概括在表 4.2。后续研究证明地形图引导的角膜切削的术后视觉质量优于波前像差优化的切削模式[3]。

基于 T-CAT 相关的研究结果[2]，Contoura™ Vision 出现了，并在屈光手术领域

表 4.2　对于近视和近视散光的地形图引导下的准分子激光手术视觉质量的患者报告结果[2]

视觉质量——术前至术后 3 个月，n=247

问题	无–轻度组		重度组		改变量	P 值
	基线	3 个月	基线	3 个月		
光敏感度	94.8%	98.4%	5.2%	1.6%	−3.6%	0.0269**
夜间驾驶困难	91.6%	96.0%	8.4%	4.1%	−4.4%	0.0431**
阅读困难	90.0%	96.4%	10.1%	3.6%	−6.4%	0.0045**
复视	98.8%	98.0%	1.2%	2.0%	0.8%	0.4697
视力波动	98.4%	99.6%	1.6%	0.4%	−1.2%	0.1871
眩光	95.2%	99.2%	4.8%	0.8%	−4.0%	0.0066**
光晕	96.8%	99.2%	3.2%	0.8%	−2.4%	0.0562
光点	96.8%	98.8%	3.2%	1.2%	−2.0%	0.1303
干眼	95.2%	96.8%	4.8%	3.2%	−1.6%	0.3714
疼痛	99.6%	100%	0.4%	0.0%	−0.4%	0.3183
异物感	99.6%	99.2%	0.4%	0.8%	0.4%	0.2287

数据来源于所引用文献中安全性和有效性总结[2]。

**$P<0.05$ 认为有统计学意义。

不断被创新。很快，Contoura™ Vision 的发展就经历了很大的变化。本章节的目的在于，让读者在对 T-CAT 的不同方法有基本的理解后，知道何时以及如何使用某种方法。随着术者有关经验的增加，T-CAT 的方法可能会有所改变。下文中的指导方针将为使用者提供将 Contoura™ Vision 引入实践的安全方式，同样也为有经验的 Contoura™ Vision 使用者提供思路，并鼓励大家在适当的时候尝试新的方法。患者的安全是每位屈光手术医生的首要关注点，并最终影响患者满意度，这些是屈光手术的关键驱动力。

这里有 3 种方法将 Contoura™ Vision 应用于实践（图 4.2）：

（1）遵循 FDA 研究的指导方针[4]。

（2）遵循 TMR 的指导方针[5]。

（3）Hybrid 方法，矢量分析或光线追迹——不仅仅考虑角膜前表面来制订治疗策略。

这 3 种方法将会在下文的临床病例中详细介绍。

4.3.1　患者病例：近视性散光

显然验光：−1.75/−0.25×5°

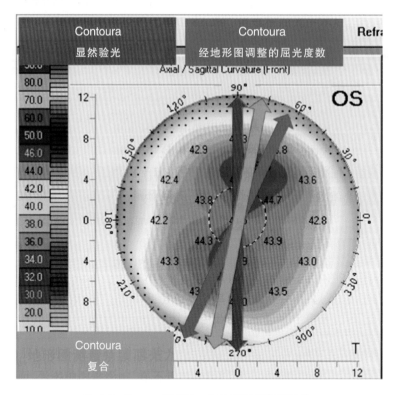

图 4.2 Contoura™ Vision 3 种不同方案下的轴。

图 4.3 为术前角膜地形图。

图 4.4 和图 4.5 分别表示激光切削模式和高阶像差切削模式。

4.3.1.1 病例评价

显然验光结果中有−0.25D×5°的散光,而地形图结果中有−1.50D×3°。由于显然验光和地形图屈光度不能匹配,故不能应用 FDA 方案和 TMR 方案。我们应该怎么选择?

(1)重新显然验光,并比较地形图散光(−1.50D×3°)与显然验光结果(−0.25D×5°)。保证这两个方法的等效球镜相等。如果患者更倾向于地形图测量的柱镜和轴向,则可应用 TMR Contoura™。

(2)如果患者更倾向于显然验光结果,仍可应用 Contoura™。根据 FDA 方案(下文会详细讨论),高阶像差切削深度<10μm,只需在 Contoura™ 手术中使用显然验光结果。

(3)最后,如有疑问,使用显然验光结果(完成前述步骤后确保有最佳验光结

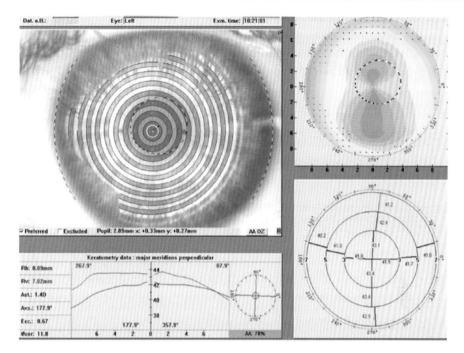

图 4.3　术前角膜地形图。

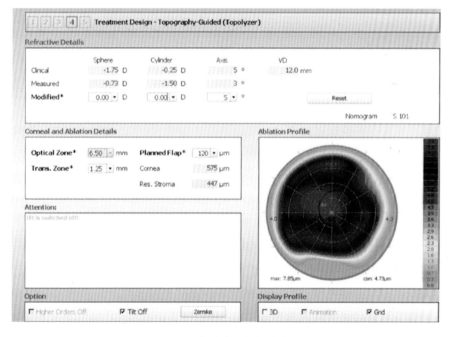

图 4.4　高阶像差切削模式。

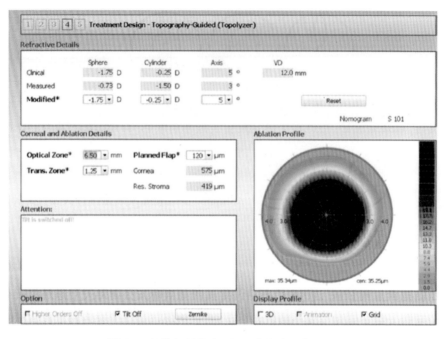

图 4.5   整体切削模式(球–柱镜加高阶像差)。

果)完成波前像差优化切削。波前像差优化的切削模式可以提供极好的术后效果。只有经过验证的术前参数,以及患者对个性化的治疗方案有所偏好,才考虑进行个性化切削而非波前像差优化的角膜切削。

• FDA 方案举例:

第一步:确保角膜散光大小和轴向与显然验光散光大小与轴向相匹配。散光大小差值<0.5D,轴向差值<15°。

第二步:在激光软件界面上,先将球镜与柱镜度数修改为 0。

第三步:研究角膜切削模式,注意高阶像差的最大切削深度。

第四步:如果高阶像差切削模式的总深度不超过 10μm,则可使用 Contoura™ Vision。

第五步:只需在修正屈光度窗口输入起始的显然验光的球镜和柱镜度数。

第六步:如果高阶像差切削模式深度>10μm,或者角膜散光大小和轴向与显然验光相比超过上述界值,则不再使用 Contoura™ Vision。

有以下两种可供替代的选择:

(1)采用波前像差优化的角膜切削。

(2)采用其他方案 Contoura™ Vision(TMR 或者 Hybrid 方法)——将在下文进

行描述。

第一步：

在图 4.6 中，显然验光度数为 -2.86/-0.25×5°，角膜地形图柱镜度数为 0.48D×15°，满足显然验光和地形图散光一致性标准（即散光度数差值<0.5D；轴向差值<15°），因此可使用 FDA 方案。图 4.7 表示术前角膜地形图。图 4.8 为该地形图的傅里叶分析。将这 8 张图中的数据输入图 4.9 的软件页面。该地形图中平坦 K 和陡峭 K 的平均绝对误差（MAD）<0.1D，轴向偏差<1°。接下来，检查原始数据，如图 4.10 所示。原始数据与包含 8 张地形图的复合图像匹配（图 4.10 中的最右图），无缺失数据。最后，图 4.11 显示拟合误差，表明地形图之间的拟合误差变化量<1μm，数据具有可靠性和重复性。

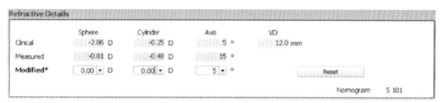

图 4.6　输入数据。

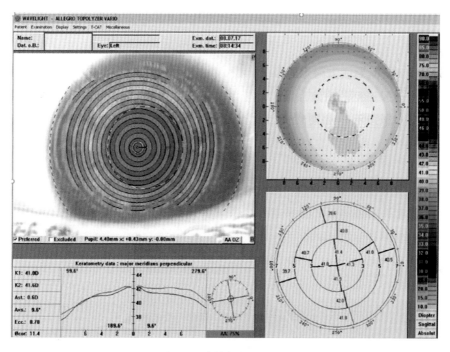

图 4.7　术前角膜地形图。

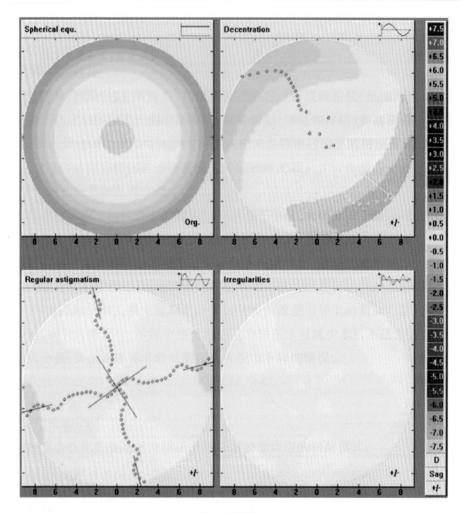

图 4.8 对该地形图的傅里叶分析。

第二步和第三步：

图 4.12 显示高阶像差切削模式，最深切削深度为 8.29μm，接近 FDA 标准。这个例子只需使用显然验光结果进行 Contoura™ Vision。

第四步和第五步：

使用 Contoura™ Vision，输入显然验光结果，如图 4.13 所示。

• 经地形图调整的屈光度数

这个方式由 A.John Kanellopoulos 提出，基于角膜前表面是眼光学系统的主要折射面这一前提，其他折射面(角膜后表面、前房、后房、视网膜)的作用可忽略不计。TMR 步骤如下：

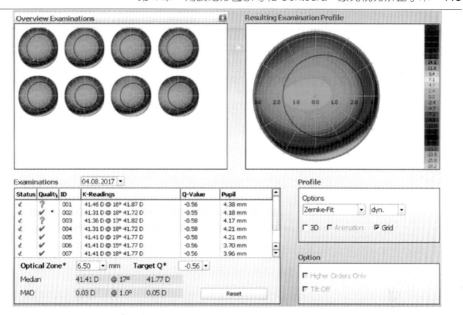

图 4.9　检查并输入 8 张地形图的数据,平坦 K 和陡峭 K 的平均绝对误差<0.1D,轴向偏差<1°。

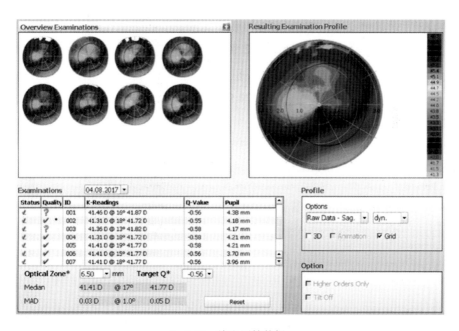

图 4.10　检查原始数据。

第一步:在激光软件窗口中输入显然验光结果。

第二步:将角膜地形图中的散光大小和轴向输入修正窗口。显然验光得出的

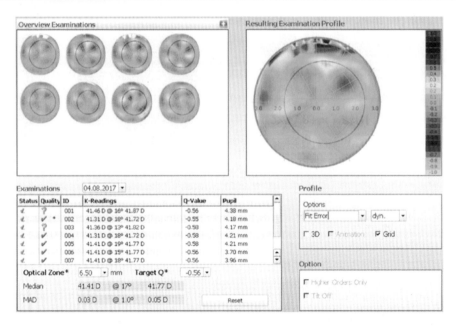

图 4.11　拟合误差差异。

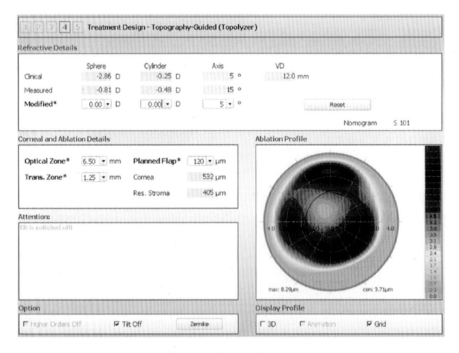

图 4.12　第二步与第三步。

散光轴向是 5°,而角膜地形图的散光轴向是 15°(图 4.13)。

第三步:比较显然验光和地形图中散光的大小。例如,显然验光散光为–0.25D,地形图为–0.48D,相差–0.23D。计算等效球镜度(–0.23÷2=–0.115D),与显然验光球镜度数相减,在这个示例中为–2.86–(–0.115)=–2.74D。

第四步:输入修正的屈光度:–2.74/–0.48×15°。

TMR 的详细步骤见图 4.14 至图 4.22。该例 TMR 的屈光度:–1.67/–3.20×17°。

在图 4.14 中, 显然验光结果是–1.67/–3.20×17°(经诺莫图调整后为–1.50/–3.25×17°)。经 Topolyzer 测量为–3.77D×9°。如图所示,地形图与显然验光柱镜的一致性较好,可以应用 TMR。柱镜大小相差 0.57D,轴向相差 8°,差值<15°均可应用TMR。散光越大,可以接受的散光轴向偏差越小。

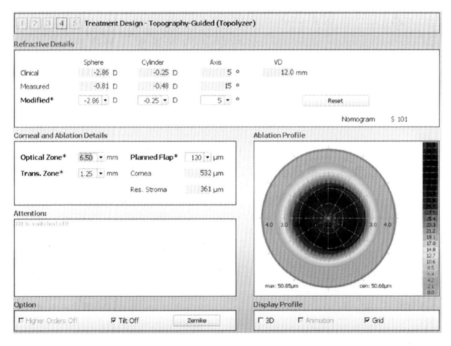

图 4.13　包含显然验光结果的 Contoura™ Vision 模式。

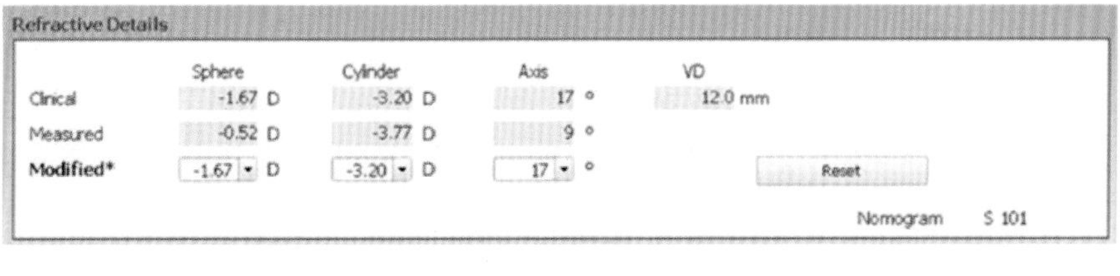

图 4.14　TMR 数据输入界面。

散光不超过-1.5D,轴向偏差 15°内可接受。

散光-1.75~-2.50D,轴向偏差 10°内可接受。

散光超过-2.50D,轴向偏差 5°内可接受。

图 4.15 表示术前右眼角膜地形图,图 4.16 表示该地形图的傅里叶分析。

然后,检查这 9 张图的数据,并将其输入软件。图 4.17 表明这 9 张图的一致性好。图 4.18 表明原始数据有很高的重复性。最后,图 4.19 表明拟合误差很小,可以使用 Contoura™ Vision。

图 4.20 和图 4.21 分别表示使用显然验光结果和 TMR 的 Contoura™ Vision 的激光切削模式。如图 4.21 所示,柱镜的大小和轴向使用地形图的数据:3.77D×9°;先计算显然验光结果和地形图中球镜的差值:3.77-3.20=-0.57D,再计算等效球镜度:-0.57÷2=-0.29D,TMR 方案的球镜值:-1.67-(-0.29)=-1.38D。

图 4.22 显示高阶像差切削模式比普通屈光切削能更好地改善视觉效果。该切削模式可通过在软件中输入平光状态达到。

· Hybrid 方法(矢量分析,光线追迹)

这种方法被大多数有经验的医生应用,需要显然验光结果尽可能准确。如果显然验光结果与角膜散光不一致,则需要用角膜散光数据(大小和轴向)进行重新显然

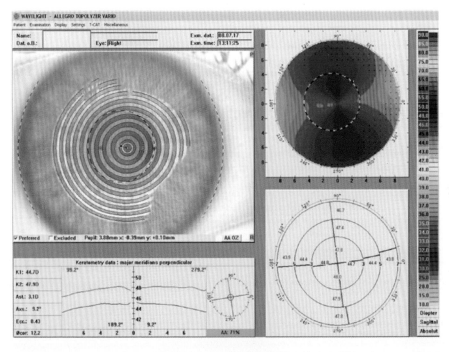

图 4.15　右眼角膜地形图。

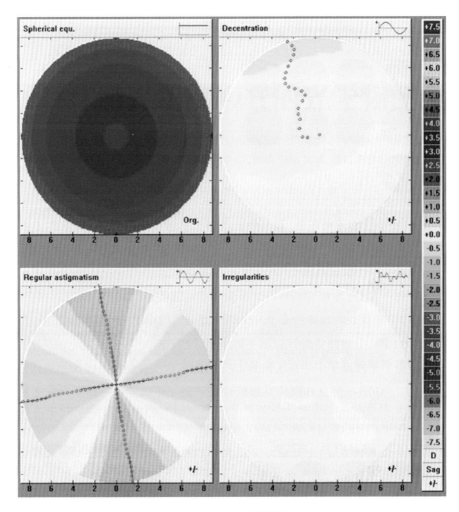

图 4.16　术前角膜地形图。

验光,并与之比较。如果患者倾向于显然验光结果,尤其当高阶像差<10μm,则治疗方案与 FDA 相似。如果高阶像差超过 10μm,则必须使用 Hybrid 方法。如果显然验光散光与角膜散光数据相比超过 10%,轴向超过 5°,亦使用 Hybrid 方法。接下来,将通过临床病例详细介绍 Hybrid 方法,第一步优化球镜参数,第二步优化散光参数。

病例 1　图 4.23 为右眼角膜地形图。图 4.24 为该地形图的傅里叶分析。

这个病例不能使用 FDA 方案,因为其显然验光和角膜地形图的散光结果偏差过大(偏差>0.5D,尽管轴向偏差在 15°以内)。同理,TMR 也不适用。当这两种方法均不适用时,可以使用 Hybrid 方法。该方法随着手术医生的使用经验增加可得到进一步发展。如果显然验光和角膜地形图的散光结果有偏差,首先要重新显然

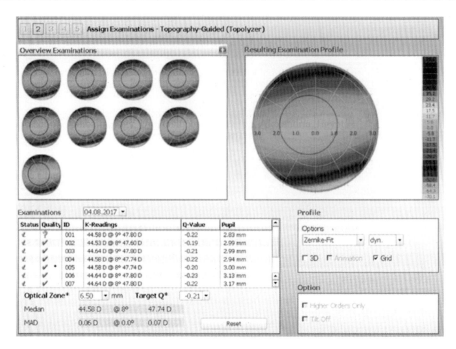

图 4.17　检查并输入 9 张图的数据,底部的平均绝对误差显示其一致性好,平坦 K 和陡峭 K 的偏差很小。

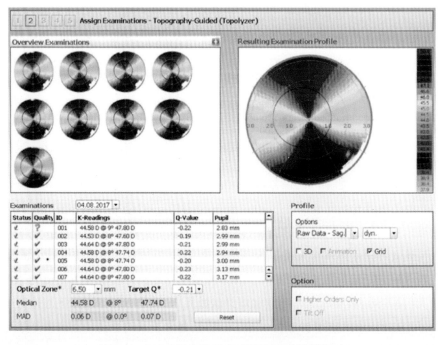

图 4.18　检查原始数据,显示有很高的重复性。

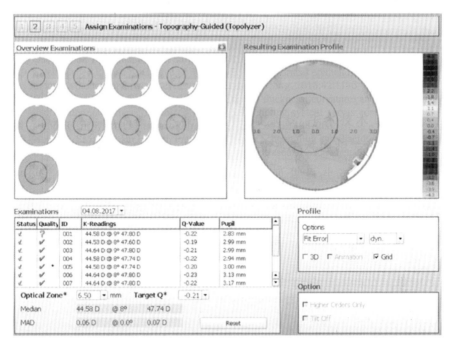

图 4.19　不同图像的拟合误差均在 1μm 以内，可以使用 Contoura™ Vision。

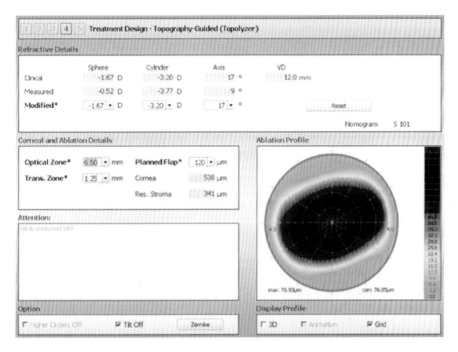

图 4.20　基于显然验光结果的 Contoura™ Vision 切削模式。

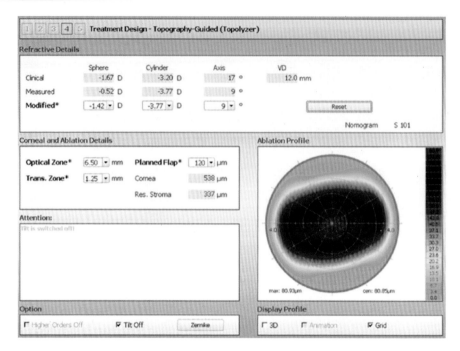

图 4.21 基于 TMR 的 Contoura™ Vision 切削模式。

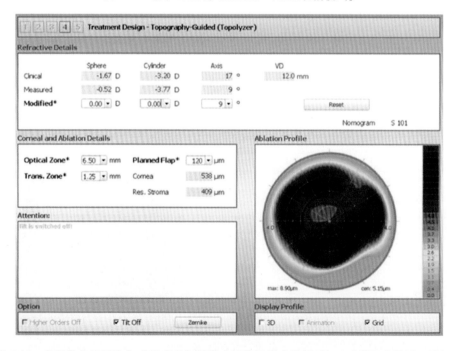

图 4.22 高阶像差切削模式,高阶像差切削模式比普通屈光切削更好地改善视觉效果。该切削模式可通过在软件中输入平光状态(球镜 0.00D,柱镜 0.00D)达到。

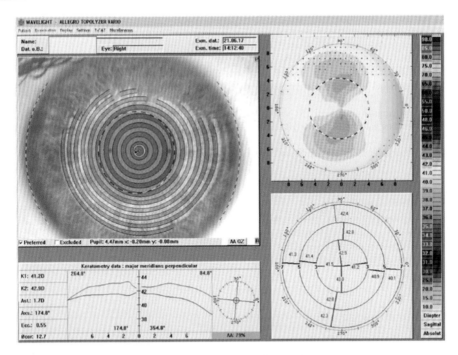

图 4.23 右眼术前角膜地形图。

验光,可依据地形图的散光结果。显然验光的散光测量可根据地形图所示的散光方向增加,但未必能达到地形图所示的散光量。

任何个性化的治疗都需要可靠的数据和准确的校准。如果数据不够准确,反而会增加像差。数据要经过诊断设备和准分子激光软件的双重验证。图 4.25 揭示这 8 张角膜地形图的 Zernike 拟合偏差很小。每张图都可以作为治疗所需的数据。图 4.26 展示了 8 张地形图的原始数据,并再次检验其一致性。图 4.27 显示当屈光度为 0 时的高阶像差切削模式。图 4.28 显示角膜地形图的傅里叶分析,并展现了偏心或水平彗差。中间的图像显示切削模式和将要治疗的彗差匹配程度。右图的白色箭头跨过瞳孔区,突出了彗差切削的效果。在瞳孔边缘左侧,切削使角膜变平,在瞳孔边缘右侧,切削使角膜变陡峭。当一侧角膜变平,另一侧变陡峭时,彗差由此被矫正。图 4.29 表示 Hybrid 方法:散光的大小和轴位介于显然验光结果和地形图测量结果之间。

病例 2 偶尔会遇到像图 4.30 至图 4.33 的情况,Contoura™ Vision 并不是最好的选择,而应该选择波前像差优化的切削模式。需要了解的是,波前像差优化切削方案对低阶像差(球镜、柱镜)影响大,对高阶像差(彗差、三叶草像差、四叶草像差、高阶散光等)影响小。虽然有较高的修正,但是会对球差(C12)产生一些影响。

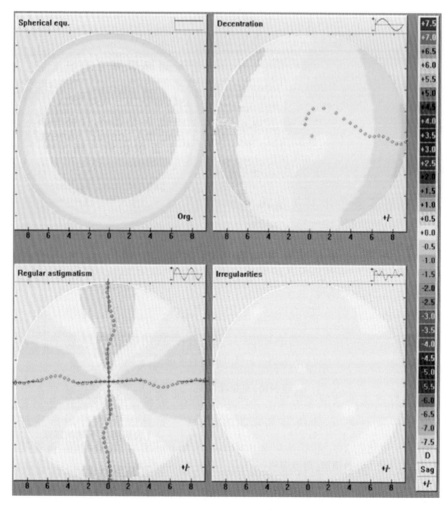

图 4.24 地形图的傅里叶分析显示水平彗差(右上角)沿着平坦的屈光力子午线(左下角)。

一旦我们应用地形图引导的切削模式,由于其不对称模式,会存在高阶像差影响。详见下面的病例。

在一些病例中(如下图所示),Contoura™ Vision 的术后效果较波前像差优化切削差,更应该选择后者。

病例 3 你将如何治疗下面这个病例?

男性,25 岁,屈光手术术前患者。

右眼	6/15	−1.25/−0.25×15°	6/5
左眼	6/24	−1.75/−0.25×5°	6/5

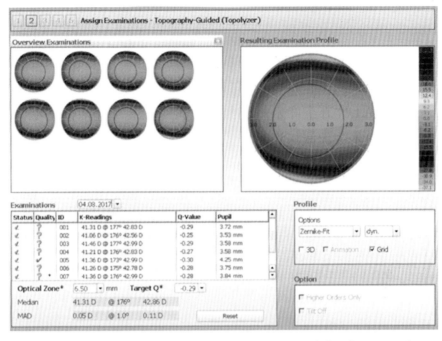

图 4.25　8 张图轴向偏差 1°,平坦和陡峭子午线上的屈光力偏差在 0.11D 以内。

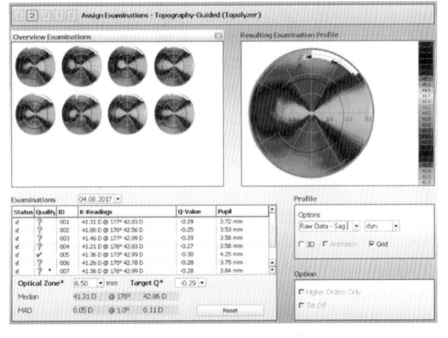

图 4.26　原始数据,数据采集质量高。

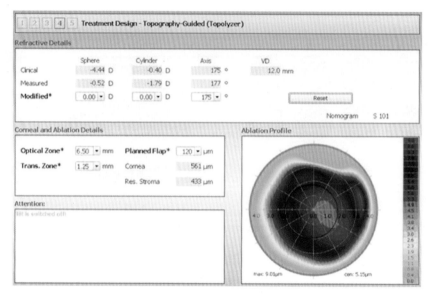

图 4.27　高阶像差切削模式。目标屈光度为 0。注意被矫正的水平彗差，以及对应的下方傅里叶分析的偏心图。

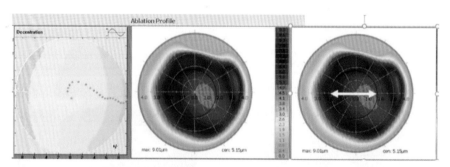

图 4.28　左图是地形图中的傅里叶偏心图。中间图像是高阶像差切削模式。右图的白色箭头表示高阶像差切削模式矫正水平彗差或偏心的位置，在 180° 左右。在中央光学区，左侧角膜切削多，右侧角膜切削少。切削差异是彗差的治疗模式。

4.3.1.2　右眼的处理

图 4.34 表示术前角膜地形图。Scheimpflug 角膜地形图显示散光为 1.25D×177.4°，显然验光散光为 –0.25D×15°。

Placido 环的测量结果（图 4.35），角膜散光为 1.1D×174.9°。Placido 环和 Scheimpflug 角膜散光测量结果有很高的相关性。尽管如此，患者更倾向于综合验光的散光结果：–0.25D×15°。图 4.36 为右眼的傅里叶分析。

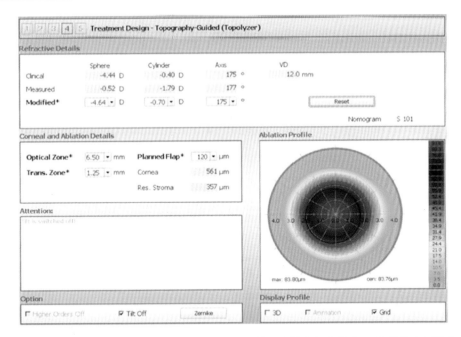

图 4.29　Hybrid 切削模式。角膜地形图与显然验光结果中散光相差较大，而角膜前表面散光在屈光测量中有重要作用，所以根据地形图所示的散光值，增加显然验光结果中的散光值，从 −0.40D（经诺莫图调整）增加到 −0.70D。在这个例子中轴向仅偏差 2°。

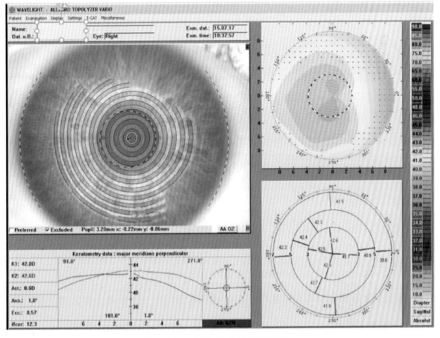

图 4.30　右眼术前角膜地形图。

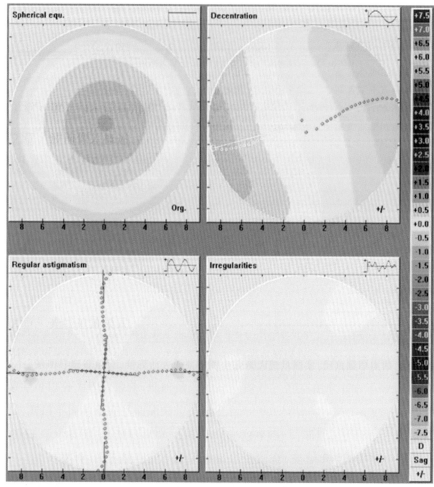

图 4.31   角膜地形图的傅里叶分析。

使用波前像差仪(WaveLight Analyzer Ⅱ)进行术前波前像差检查(图 4.37)。波前像差屈光度具有极好的重复性。波前像差图已通过原始数据(图 4.38)的验证。

软件很好地检测了中心的屈光数据,可以认为这些数据是准确的。由波前像差仪测得的散光为-0.47D×178°,而显然验光的散光为-0.25D×15°。

该如何治疗?

(1) 波前像差优化——结果会很好。由于彗差,高阶像差均方根会保持在 0.55μm 水平。

(2)波前像差引导——根据地形图质量能提供一个较好结果。

(3)Contoura™ Vision——这会是一个很好的选择,能提供傅里叶分析验证彗

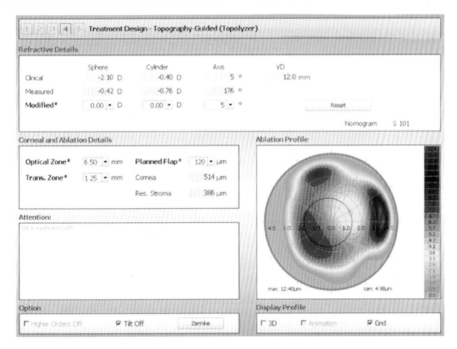

图 4.32　高阶像差模式。深度超过 10μm,不可应用 FDA 方案。柱镜大小偏差<0.5D,轴向偏差 <15°,可以应用 TMR 方案。在散光大小和轴向方面,差异相对较小,TMR 在这里相对是理想的。然而,从高阶像差模式可以明显看出,彗差过大需要得到纠正,但这可能会影响术后屈光结果。因此,部分医生会选择波前像差优化方案,以增强术后屈光效果的预测性,而不选择 Contoura™ Vision。另一部分医生可能选择 Contoura™ Vision 方案,但输入 0.00D 柱镜修正。许多术前有彗差 的患者在主觉验光时需要给柱镜量,对这部分患者来说,矫正任意大小的柱镜都有可能过矫。

差和高阶像差。

- FDA:如果高阶像差<10μm,在手术中使用显然验光结果和地形图数据。

- TMR 在这个病例中没有意义,因为显然验光和地形图的散光大小与轴向 存在太大差异。

- Hybrid Contoura™:这是最好的选择,按前述步骤进行。

4.3.1.3　左眼的处理

屈光度:−1.75/−0.25×5°;UDVA 6/24;CDVA 6/5。

Scheimpflug 数据如图 4.39 所示:−1.50D×177.1°, 而显然验光散光为−0.25D× 5°。给患者使用地形图的散光,但患者更倾向于显然验光的结果。地形图的数据为 1.40D×177.9°,见图 4.40。傅里叶分析为 1.40D×177.9°,见图 4.41。图 4.42 显示为 −0.55D×3°。高阶像差图具有相似性和可重复性。高阶像差均方根为 0.36μm,表明

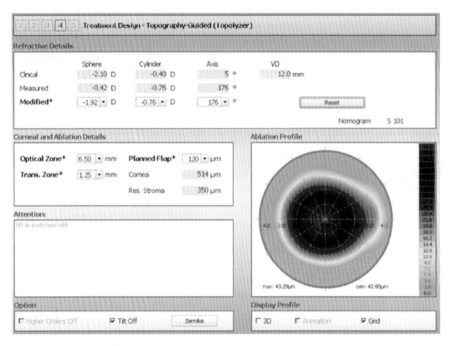

图 4.33   如果选择 TMR,则应选择地形图散光(0.76D)而不是显然验光散光(0.40D),需要调整球镜度数,以保持等效球镜大小。在这个病例中,散光增加了 0.36D,球镜需要减去 0.18D。

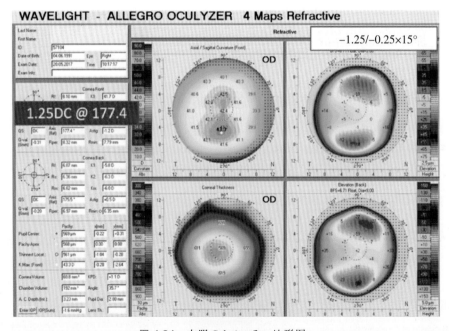

图 4.34   右眼 Scheimpflug 地形图。

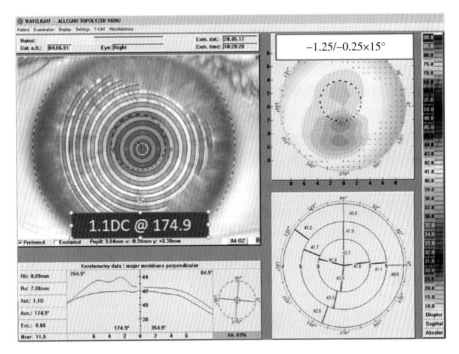

图 4.35　右眼 Placido 地形图。

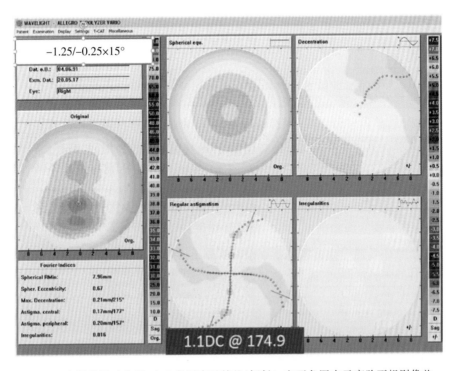

图 4.36　右眼傅里叶分析,右上角图表示彗差(倾斜),右下角图表示高阶不规则像差。

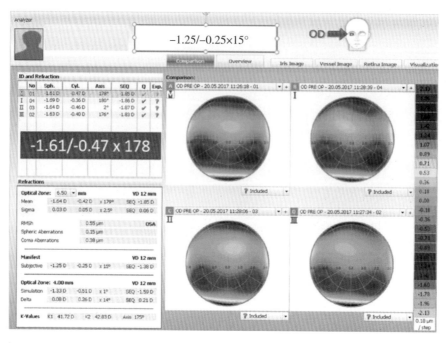

图 4.37 右眼波前像差分析。

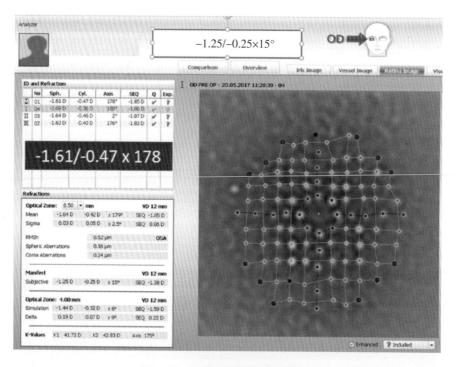

图 4.38 右眼波前像差原始数据。

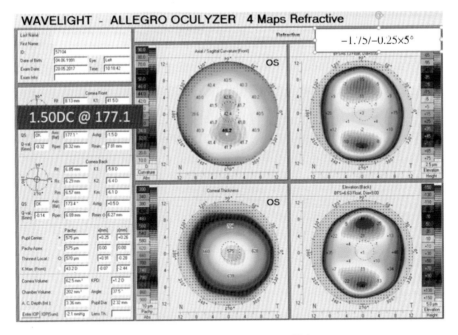

图 4.39　左眼 Scheimpflug 地形图。

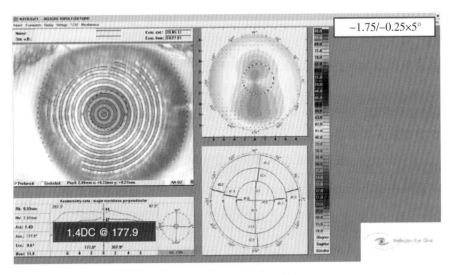

图 4.40　左眼 Placido 地形图。

个性化的治疗可以提高视觉质量,而主要的高阶像差为彗差。图 4.44,原始数据可靠,波前像差可以得到验证。

该如何治疗?

(1)波前像差优化——结果会很好。由于彗差,高阶像差均方根会保持在

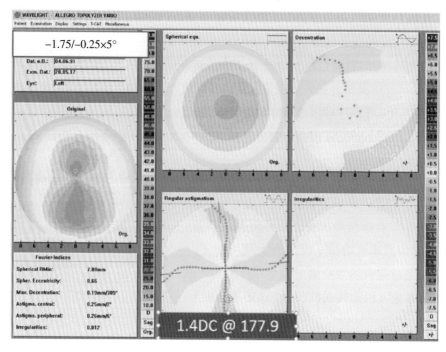

图 4.41　左眼傅里叶分析，1.40D×177.9°，斜向彗差(右上角)和三叶草像差(右下角)。

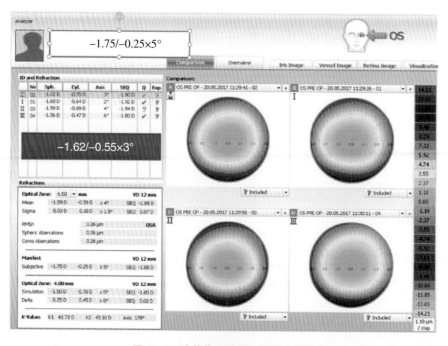

图 4.42　波前像差分析，−0.55D×3°。

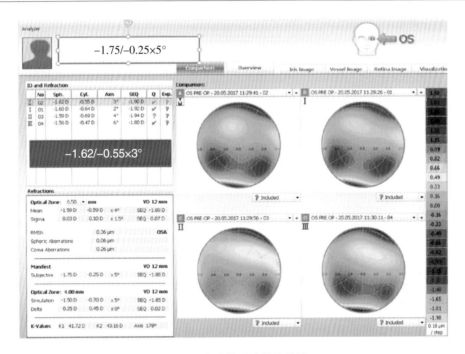

图 4.43 高阶像差波前像差图。

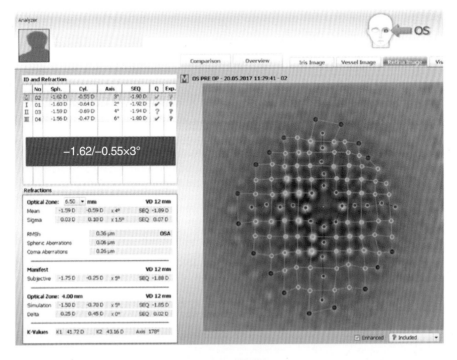

图 4.44 原始数据。

0.36μm 水平。

(2)波前像差引导——根据地形图的质量能提供一个较好的结果。

(3)Contoura™ Vision——这会是一个很好的选择,能提供傅里叶分析验证彗差和高阶像差。

● FDA:如果高阶像差<10μm,在手术中使用显然验光结果和地形图数据。

● TMR 在这个病例中没有意义,因为显然验光和地形图的散光大小与轴向存在太大差异。

● Hybrid Contoura™:这是最好的选择,按前述步骤进行。

病例4 这个病例展现了选择 Contoura™ Vision 的决策过程。

显然验光结果为−3.50/−0.50×70°,CDVA=6/6。图 4.45 中,角膜散光为 0.40D×17.4°。原始数据可靠(图 4.46),拟合误差小,地形图间有极好的相关性(图 4.47)。Zernike 数据具有可重复性。图 4.48 中,这是最终用于 Contoura™ Vision 治疗方案的数据。图 4.49 表明了使用显然验光结果的 FDA 治疗方案。地形图散光为−0.47D×16°,显然验光结果为−0.5D×70°。经过直接比较,患者更倾向于显然验光结果。图 4.50 和图 4.51 分别是高阶像差模式和 TMR 切削模式。

在这个病例中,考虑到显然验光和地形图柱镜轴向的显著差异,建议使用波前像差优化,或 hybrid Contoura™ Vision 治疗方案。

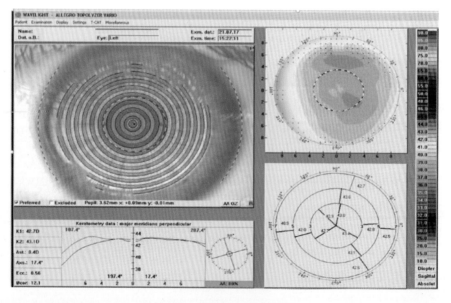

图 4.45 左眼 Placido 地形图。

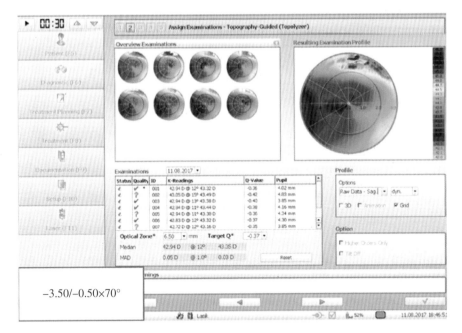

图 4.46 左眼原始数据。

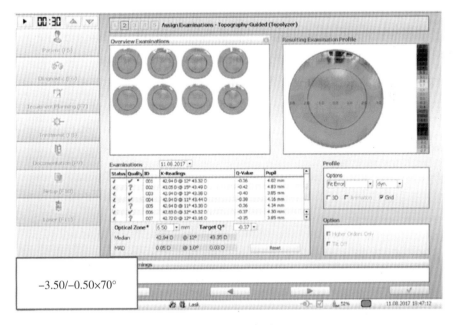

图 4.47 左眼拟合误差。

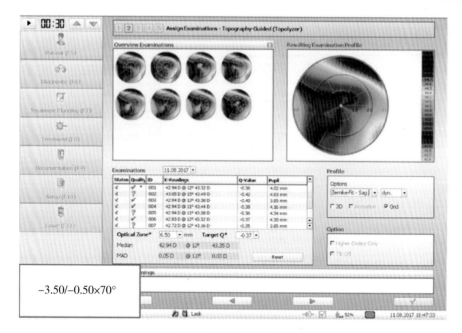

图 4.48 左眼 Zernike 数据。

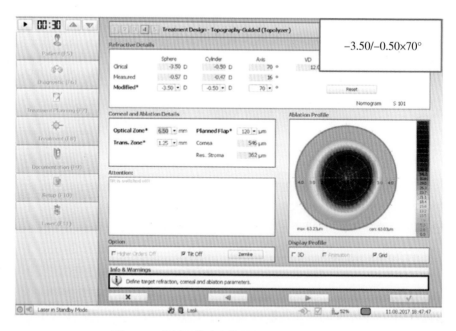

图 4.49 使用显然验光结果的 FDA 治疗方案。

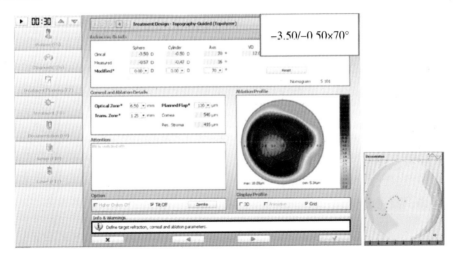

图 4.50　高阶像差切削模式,切削最深为 10.09μm。不需要任何调整。不需要采用 FDA 方案。

4.4　角膜地形图引导的角膜切削应用于角膜修复和原发性不规则角膜(如圆锥角膜、角膜损伤、穿透性角膜移植术后)

角膜地形图引导手术主要适用于处理不规则散光[6]和高阶像差。最常见于以下临床情况:

(1)角膜屈光手术后小光学区[7]。

(2)角膜屈光手术后光学区偏心[1]。

(3)外伤、手术、角膜移植手术、角膜感染,以及其他角膜病变造成的不规则散光。

(4)圆锥角膜,通常联合角膜交联术(CXL)[8]。

多种手术方式可应用角膜地形图计算机辅助治疗程序(T–CAT)治疗:

(1)LASIK。

(2)LASEK 或 PRK。

(3)经上皮准分子激光角膜切削术[4]。

对于不规则角膜的修复,上述每一种手术方式都有它自身的优势。但不同于首次手术眼,二次手术的角膜形态不规则,角膜上皮厚度亦不规则。对于正常眼或拥有大光学区及良好过渡区的角膜屈光手术后的大多数眼睛来说,角膜中央 7mm 区域的上皮厚度是非常均匀的,为 52~53μm,而不规则散光角膜的上皮厚度变异较大。

角膜地形图数据可以从 Topolyzer(基于 Placido 环原理)或 Oculyzer(基于

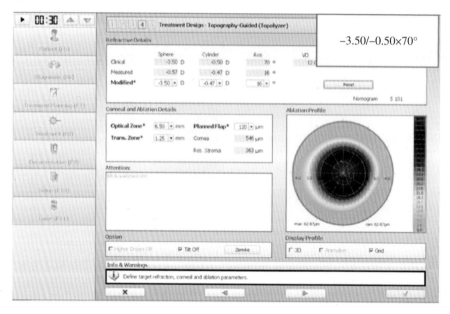

图 4.51　TMR 方案使用地形图的屈光度和轴向数据,因为柱镜大小相差不大,没必要进行球镜调整。

Scheimpflug 原理)获得。Topolyzer 的检查结果具有与摄像头位置相对应的中央暗点,所以中央角膜数据需要根据推算得出,而 Oculyzer 对中央角膜数据的采集质量更好。虽然各有优势,但两种设备的检查结果通常非常相似[9]。Oculyzer 的优点是数据依靠旋转的激光摄像头采集,而 Topolyzer 则不同,其次泪膜对 Oculyzer 数据的影响也较小,但角膜瘢痕对 Oculyzer 数据的影响要大于 Topolyzer。至于究竟选择 T-CAT(使用 Topolyzer)还是 Oculink(使用 Oculyzer),往往取决于设备采集的质量与可靠性。对于大多数病例,两种设备引导手术的切削模式非常相近[9]。

下述病例为一位术前屈光度为−10D 并 LASIK 术后超过 10 年的患者的角膜上皮图(图 4.52)。可以清楚地看到角膜中央区(激光切削区)上皮增厚,这也是导致近视回退的部分原因。如果采用 TPRK 手术增强治疗,PTK 的程序需设计切削 50μm,后续的 PRK 手术切削中央角膜残留的上皮组织,以及周边角膜基质,会存在远视治疗效应(能诱发近视),导致术后欠矫。

在正常角膜中央 7~8mm 区域,上皮厚度通常为 52~54μm。该病例的角膜中央上皮厚度平均为 64~66μm,周围上皮厚度为 48~49μm(图 4.52)。假如只做一个 50μm 的 PTK,在光学区周边的激光切削会直接进入基质层,而角膜中央仍然有 16μm 的上皮需要切削。如果中央光学区预期治疗厚度少 15μm,则会导致近视欠

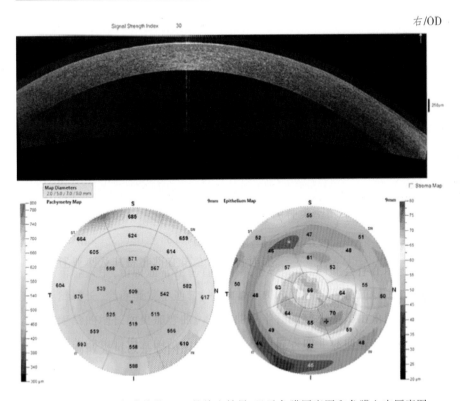

图 4.52　角膜前节 OCT 的检查结果,显示角膜厚度图和角膜上皮厚度图。

矫 1.00D。

　　对不规则角膜行 PTK 手术(图 4.53),激光切削角膜上皮时,最薄点角膜上皮切削完成即将切削基质时需要及时停止,同时切削光学区的位置、大小和中心定位都会影响术后的屈光状态,包括近视、远视或散光,或者上述情况共同存在。

　　PTK 手术是以一种均匀的方式去除角膜组织,对上皮厚薄不均匀的角膜进行手术时,对于最薄处的上皮组织已被完全切除,并开始切削其下的角膜基质,而上皮较厚区域仍然残留上皮组织。如果对这一点不加以考虑,将会导致屈光意外发生。

　　治疗完成后,如果评估对角膜基质的切削,我们会意识到角膜基质的切削是不均匀的(图 4.54)。原因是角膜地形图引导的经上皮 PTK 手术中,角膜上皮最薄区域(角膜最陡峭区域)的基质被过多地切削了。

4.4.1　角膜地形图引导的 PRK 手术治疗圆锥角膜

　　可以在机械法去除角膜上皮或使用 PTK 去除上皮之后进行角膜地形图引导的 PRK(TE TG-PRK)手术。下面的病例图片展示了右眼(图 4.55)和左眼(图

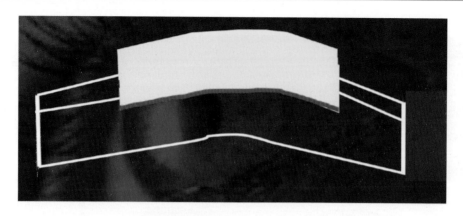

图 4.53 PTK 手术治疗不规则角膜。

4.56)的 TE TG-PRK 手术结果,6 天后进行了 CXL。CXL 也可在准分子激光手术后立刻进行(同期准分子激光联合手术,SimLC,也称为雅典方案)[8],也可在 TG-PRK 手术之前进行,需要多方考虑后决定,本章不做介绍。

4.4.2 LASIK 术后不全角膜瓣致术后角膜不规则

该患者的左眼接受了 LASIK 手术,术中发生了角膜瓣并发症。术者在角膜瓣偏中心的情况下继续完成了激光治疗,导致偏中心切削、角膜不规则。右眼未被治疗。患者术后转诊进行视力康复。

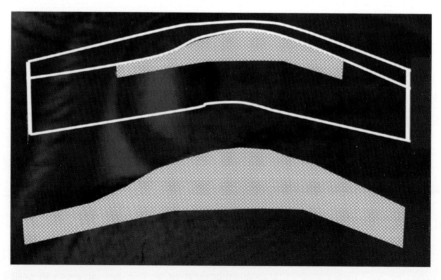

图 4.54 PTK 手术对不规则角膜基质切削造成的影响。

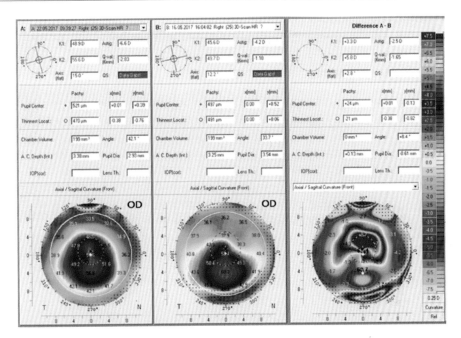

图 4.55　该患者为圆锥角膜，其矫正远视力下降。右眼行经上皮角膜地形图引导的 PRK 手术 (TE TG–PRK)。左侧和中间的图片分别为术后 6 天和术前角膜前表面形态。右侧的差异图可以看到手术前后角膜前表面发生了显著变化。

视力和屈光度检查结果如下：

右眼：UDVA=6/10^{-2}；显然验光：−0.75/−0.50×107°；CDVA=6/5

左眼：UDVA=6/30^{-1}；显然验光：−0.25/−1.50×49°；CDVA=6/20

裂隙灯检查可以看到角膜瓣偏中心、小于预设的直径，并且全层显著皱褶。患者矫正视力差，并且伴有明显的眩光、复视和重影症状。该情况的处理方法首先是尽可能地使角膜瓣光滑平整地复位，8~12 周后再进行 TE TG–PRK 手术，使角膜变规则，后期可能需要波前像差优化的角膜切削，以矫正残余屈光度。

左眼角膜地形图和角膜断层地形图检查结果如下：图 4.57 角膜断层地形图提示角膜不规则散光且右侧曲率平坦。图 4.58 显示角膜瓣复位术后的角膜断层地形图结果，12 周后又进行了 TE TG–PRK 手术。图 4.59 角膜地形图显示了角膜瓣复位术后的疗效。图 4.60 显示左眼行 TE TG–PRK 手术 6 个月后的角膜地形图。角膜呈现正常的扁长椭圆形，并伴有 0.3D 的规则散光。屈光度为−0.50/−0.75×160°，UDVA=6/12，CDVA=6/5，患者对当前视力满意，故未再进行波前像差优化增强治疗。

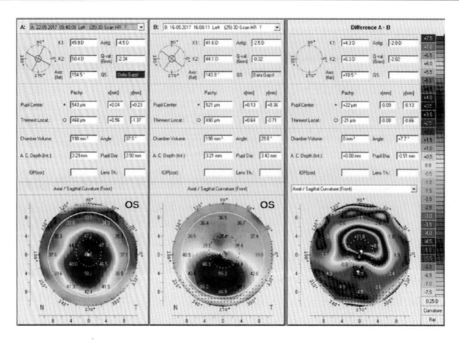

图 4.56　该患者左眼采用了同样的治疗方法：在 TE–TG PRK 术后数天行保留上皮的 CXL 手术。右图为手术前后的差异图，显示角膜下方变平近 5.00D 和角膜上方变陡超过 11.00D。因为激光视力矫正术后角膜更加规则，所以术后视觉质量会显著提高。

4.4.3　TG-PRK 手术治疗小光学区

　　本章最后一个病例将探讨如何进行光学区扩大。该高度近视患者先前接受了角膜屈光手术，术后夜视力差，其原因为术后光学区较小导致球差增加。

　　图 4.61 是右眼增强手术前的角膜地形图。该患者多年前接受了 –10.00D 近视的 LASIK 手术，主诉夜间驾驶时出现光晕和星芒。角膜地形图可见光学区小，并且向下方偏心。

　　验光：–1.00/–1.00×10°；CDVA=6/6。

　　准分子激光治疗数据传送软件显示角膜呈现明显的扁平椭圆形（图 4.62）。调整手术目标 Q 值为 0（图 4.63）。图 4.64 显示了添加显然验光数据后的切削模式。图 4.65 和 4.66 显示了切削模式的创建过程。图 4.67 是术后几个月的角膜地形图，可见光学区比术前扩大。图 4.68 是手术前后的比较图，扩大的光学区在该图片上显示得更为清楚。

　　T–CAT 用于扩大光学区、重新定位光学中心、治疗不规则散光、处理穿透性

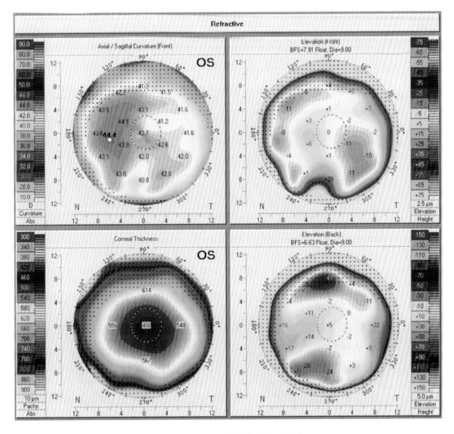

图 4.57　左眼角膜断层地形图。

角膜移植术及其他原因导致的不规则角膜,能使角膜形态更加规则,显著提高矫正视力和视觉质量,降低高阶像差。

4.5　Contoura™ Vision 和角膜地形图引导的激光矫正

Contoura™ Vision 为屈光手术医生对于首次行角膜屈光手术的眼睛提供了一种有效的治疗工具,可对人眼最重要的屈光介质(即角膜)进行个性化治疗。使用 Contoura™ Vision 矫正角膜高阶像差可提高视力并改善视觉质量。个性化切削可有效改变患者手术后的屈光状态,因此,手术医生应熟练掌握,以提高屈光手术的可预测性。

对之前屈光手术不成功或单纯角膜不规则的眼睛,进行角膜地形图引导治疗

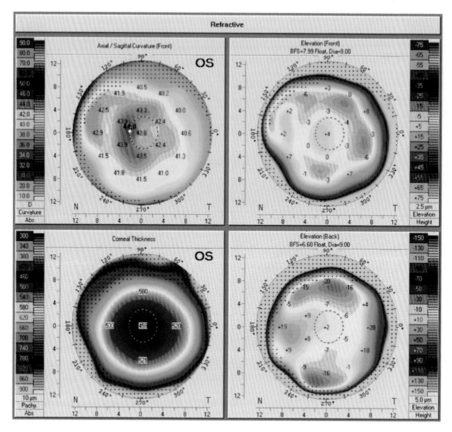

图 4.58 左眼角膜瓣复位术后的角膜断层地形图。

可显著提高术后视觉质量,但必须对手术屈光参数进行调整,以提高手术预测性。若能遵循本文的指导原则,有希望获得令人满意的手术结果。角膜地形图引导的手术能够使用角膜高阶像差数据来进一步改善屈光矫正设计,并能提高术后视觉质量,近年来已作为激光矫正领域最显著进展之一得到广泛认可。

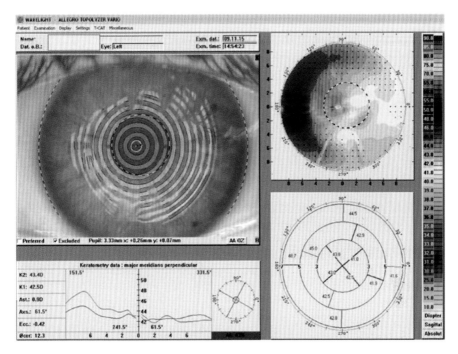

图 4.59　角膜瓣复位术后的角膜地形图。

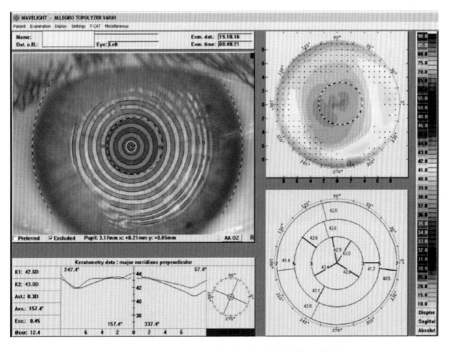

图 4.60　TE TG-PRK 术后 6 个月的角膜地形图。

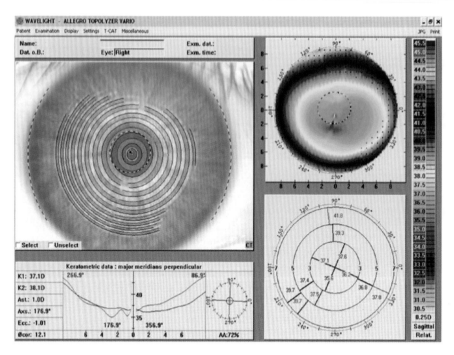

图 4.61 右眼增强手术前角膜地形图。图中可见小光学区(右上)和呈扁长椭圆形的角膜曲率图(左下)。

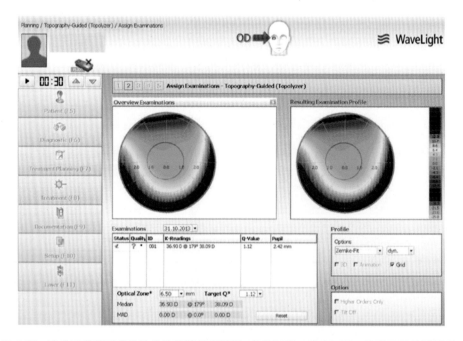

图 4.62 准分子激光治疗软件术前角膜的总览图:术前角膜 Q 值为+1.12,呈明显扁平椭圆形。

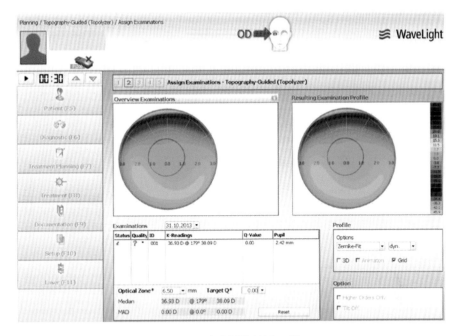

图 4.63　术中调整目标 Q 值。

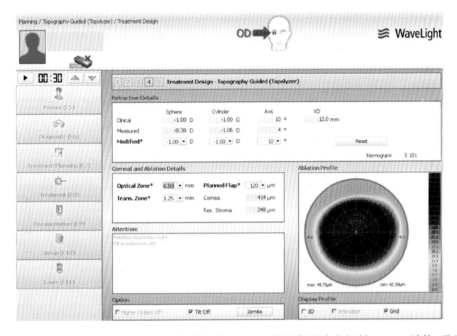

图 4.64　为了矫正 −1.00/−1.00×10°，角膜切削了 45μm，按照每屈光度切削 15.7μm 计算，通常只需切削 31.4μm。多余切削的 13.6μm 治疗了高阶像差。

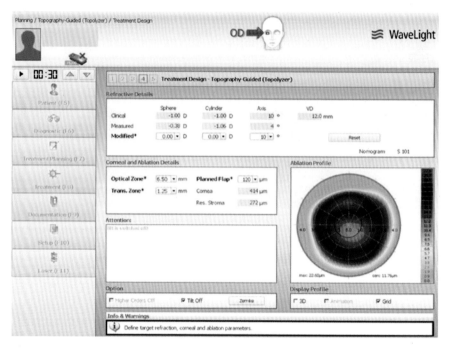

图 4.65   当准分子激光软件设置为不进行球镜、柱镜矫正时,此时的激光切削仅仅是为了治疗高阶像差而对光学区进行扩大。这种治疗后的角膜形态看起来像经过远视治疗,即角膜中央切削 11μm,而周边切削 22μm,这将导致术后至少 0.75D 近视,因此,在矫正球镜时应增加 0.75D 的近视治疗。

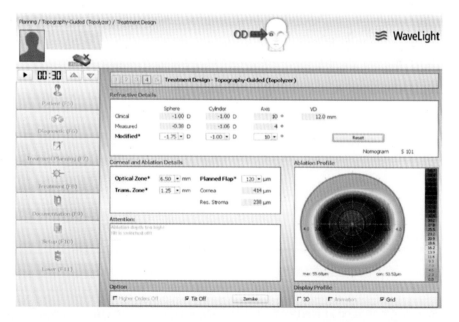

图 4.66   将 0.75D 加入 −1.00D 的球镜,就得到 −1.75D。总切削深度为 55μm,预期可以矫正近 4.00D 的近视,但实际上只治疗 −1.00/−1.00×10°。

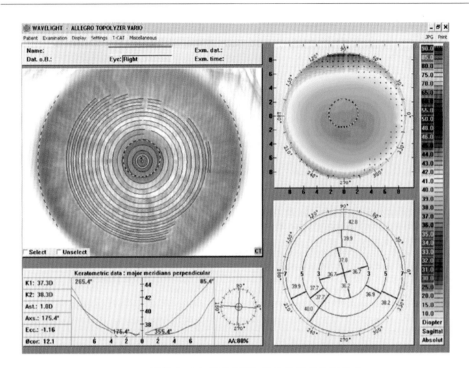

图 4.67　增强术后角膜地形图，可见术后光学区扩大。

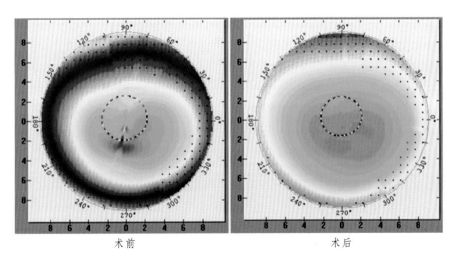

术前　　　　　　　　　　　　术后

图 4.68　增强手术前后角膜地形图的比较。光学区显著扩大。

参考文献

1. Holland S, Lin DT, Tan JC. Topography-guided laser refractive surgery. Curr Opin Ophthalmol. 2013;24(4):302–9. https://doi.org/10.1097/ICU.0b013e3283622a59.
2. Stulting RD, Fant BS, Bond W, Chotiner B, Durrie D, Gordon M, Milauskas A, Moore C, Slade S, Randleman JB, Stonecipher K. Results of topography-guided laser in situ keratomileusis custom ablation treatment with a refractive excimer laser. J Cataract Refract Surg. 2016;42(1):11–8.
3. Jain AK, Malhotra C, Pasari A, Kumar P, Moshirfar M. Outcomes of topography-guided versus wavefront-optimized laser in situ keratomileusis for myopia in virgin eyes. J Cataract Refract Surg. 2016;42(9):1302–11.
4. Chen X, Stojanovic A, Simonsen D, Wang X, Liu Y, Utheim TP. Topography-guided Transepithelial surface ablation in the treatment of moderate to high astigmatism. J Refract Surg. 2016;32(6):418–25.
5. Kanellopoulos AJ. Topography-modified refraction (TMR): adjustment of treated cylinder amount and axis to the topography versus standard clinical refraction in myopic topography-guided LASIK. Clin Ophthalmol. 2016;10:2213–21. Published online 2016 Nov 3. https://doi.org/10.2147/OPTH.S122345 PMCID: PMC5098591.
6. Alió JL, Belda JI, Osman AA, Shalaby AMM. Topography-guided laser in situ keratomileusis (TOPOLINK) to correct irregular astigmatism after previous refractive surgery. J Refract Surg. 2003;19(5):516–27.
7. Lin DT, Holland SP, Rocha KM, Krueger RR. Method for optimizing topography-guided ablation of highly aberrated eyes with the ALLEGRETTO WAVE excimer laser. J Refract Surg. 2008;24(4):S439–45.
8. Kanellopoulos AJ, Binder PS. Collagen cross-linking (CCL) with sequential topography-guided PRK: a temporizing alternative for keratoconus to penetrating keratoplasty. Cornea. 2007;26:891.
9. Cummings AB, Mascharka N. Outcomes after topography-based LASIK and LASEK with the WaveLight Oculyzer and Topolyzer platforms. J Refract Surg. 2010;26:478–85.

第 5 章
角膜波前像差引导的切削

Shady T. Awwad, Sam Arba Mosquera, Shweetabh Verma

摘　要

　　角膜波前像差引导的(CWG)切削是角膜地形图引导切削的一种。根据患者的具体情况选择角膜波前像差引导激光切削,可减少角膜基质消耗,从而可减少术后可能的屈光异常,为更精确的增强手术留下更多操作空间,同时减少了对角膜生物力学的不良影响。本章将解释角膜波前像差引导、角膜地形图引导和全眼波前像差引导的激光切削的概念,并比较三者的不同,通过提供详细的操作指导,来帮助大家在临床工作中掌握角膜波前像差引导激光切削的方法。

关键词

　　波前像差优化,角膜波前像差引导,全眼波前像差引导,角膜地形图引导,消像差激光切削,非球面激光切削,低阶像差,高阶像差

5.1　引言

　　个性化激光切削于 2001 年问世,利用全眼波前像差(OWF)数据进行手术设计[1]。Liang 等使用 Hartmann Shack 像差仪首次成功测量人眼全眼高阶像差[2]。从前,波前像差数据由 Tscherning 像差仪[3]和 Hartmann 扫描[4,5]得到,随后又涌现出一批测量波前像差数据的新仪器,包括裂隙透光镜折射计[6]、Scheiner 像差仪[7],以及包括高清金字塔形系统在内的其他种类的波前像差传感器[8,9]。地形图引导激光切削很早就被某些激光中心使用,最初用来治疗角膜存在异常的眼睛[10]。数年后,

该技术得到了进一步发展,地形图引导的激光切削克服了全眼波前像差引导的一些局限性,因为全眼波前像差引导受瞳孔大小和取样不足的限制。角膜波前像差(CWF)数据从角膜地形图中获得,能更好地量化角膜的不规则[11,12]。在治疗角膜不规则导致的像差时,角膜波前像差引导的激光切削除具有角膜地形图引导的激光切削的所有优点外,还有一个额外的优势,那就是它可以从像差地图中选择性进行像差矫正,从而减少切削量,保留更多的角膜基质,降低术后屈光异常的发生率[13]。

5.2 个性化角膜切削的局限性

临床数据表明,个性化波前像差引导的激光切削只有在原有像差大于测量误差和干扰的情况下才能显示其优越性,尤其在高阶像差>0.35μm均方根,或波前像差如彗差、三叶草像差或球差中的任何一个>0.25μm均方根时[14]。不同类型的高阶像差之间、高阶像差与显然验光之间的耦合效应仍然是屈光术后残余像差的主要原因之一。

个性化角膜激光切削的另一个问题是过矫。这个问题已在全眼波前像差激光切削和地形图引导激光切削中得到关注[15,16]。过矫是由多种因素造成的。激光手术矫正输入值不准确是引起术后屈光不正的主要原因。由于近视包括离焦和球差等高阶像差,而散光包含柱镜和彗差,以及其他高阶像差,所以存在同一像差矫正两次的风险。过矫的另一个原因是,现代激光软件在补偿高阶像差中的固有算法。例如,在矫正每+1D的正球差时,激光会切削-1D的角膜进行补偿。但由于多种原因,根据抛物线参数来切削比矫正高阶像差更有效,因此有可能导致过矫。

过矫的另一个原因是激光切削导致角膜生物力学的愈合反应。Dupps 和Roberts 认为,矫正大量的正球差会造成角膜外周胶原纤维束末端牵拉,导致角膜中心变平,最终造成远视漂移[17]。

鉴于以上原因,在制订个性化治疗方案时,需考虑的重要因素是将角膜基质切削深度控制在最低水平,特别是在地形图引导和角膜波前像差引导激光切削时。在角膜上做较小切削的另一个好处是保留更多的角膜基质,有利于针对残余的低阶像差进行再次治疗。对于圆锥角膜的患者,需要同时或先后做角膜屈光手术和角膜交联(CXL)时,较薄的切削深度会产生更好的角膜生物力学稳定性和较少的角膜雾状混浊[16]。

在个性化角膜切削中,另一个关键点是选择切削中心参考点和整个治疗区的大小,因为它们会显著地影响治疗结果,尤其是在高阶像差方面。在不同的切削模式中,选择以角膜顶点作为切削中心参考点。在完美拍摄的角膜地形图中,如果人眼的光学系统是真正同轴的,那么角膜顶点就是角膜与视轴的交点。但实际上,人眼的光学系统并不是真正的同轴,而且角膜是主要的屈光面,因此,角膜顶点是一个稳定的、较好的形态学参考。术后大部分高阶像差(彗差和球差)产生的原因是偏心切削和"边缘"效应,"边缘"效应指的是光学区到过渡区,以及过渡区到非治疗区曲率的巨大改变。因此,有必要使用大的光学区,以便覆盖更多暗视下的瞳孔面积,增加对手术偏心的耐受,以及产生更平滑的过渡区。Arba Mosquera 和 Ewering 提出了"不对称中心定位"的概念,使切削深度最小化的同时避免"边缘"效应与光学区过小[18]。这是 Schwind Amaris(Schwind Eye-Tech Solutions,Kleinostheim,Germany)准分子激光平台制订激光切削计划时关键的一点,尤其对于偏移量大的眼睛,即像差较大眼。

5.3　波前像差引导的角膜切削

人眼的光学质量主要取决于波前像差。无论对于角膜波前像差还是全眼波前像差,波前像差都是屈光不正的主要表现形式。波前像差可用 Zernike 多项式级数展开来表示:

$$WA(\rho,\theta) = \sum_{n=0}^{\infty} \sum_{m=-n}^{+n} C_n^m Z_n^m(\rho,\theta)$$

WA 为极坐标下的波前像差,Z [n,m] 为极坐标下的 Zernike 多项式,C [n,m]为 Zernike 多项式的权系数。波前像差引导激光切削基于角膜波前像差或全眼波前像差数据进行高度个性化的治疗。屈光手术激光系统只能去除而不能添加角膜组织,即切削是有方向性的,即只能从负值到正值。因为波前像差矫正是通过激光切削改变角膜前表面实现的。因此,必须考虑空气折射率(n=1)和角膜折射率(n=1.376)的改变。

基于以上考虑,在某定点处的切削为:

$$Abl(\rho,\theta) = \frac{WA(\rho,\theta) - \min[WA(\rho,\theta)]}{n_{Cornea} - n_{Air}}$$

其中,Abl(ρ,θ)是极坐标下的切削点,WA 是波前像差,n_{Cornea} 和 n_{Air} 分别代表角膜和空气的折射率。

5.3.1　什么是个性化治疗?

目前还不清楚,手术矫正所有像差得到的"光学完美眼"是否比保留术前像差达到的视觉质量更好。虽然人眼光学质量可以用波前像差描述,但已发现拥有"超级视觉"的健康个体仍然存在一定程度的波前像差[19]。此外,波前像差较小的个体并不总是获得更好的视觉质量。因此,波前像差参数并不能完全决定人眼的视觉质量。术中球差、彗差等像差的引入确实与视力下降[20]、调节不足[21]或视觉质量下降有关。研究人员提出"神经补偿"的概念,即人类视觉神经系统能适应自身存在的像差[22]。Artal[23]等关于神经补偿对视功能影响的研究表明,人眼实际的视觉质量比能检测到的光学质量更好。

我们对"个性化"手术的定义为,"基于患者的临床诊断和视觉需求,制订最优的光学切削的设计"。因为每个人的波前像差和视觉需求不同,因此需要进行个性化治疗。尽管通常情况下设计一个最佳的切削方案很复杂,但仍可以将其简化为球镜、柱镜和轴向设计。

5.3.2 角膜波前像差引导的激光切削

在大多数情况下,角膜波前像差引导的激光切削比全眼波前像差引导的激光切削更有优势。在角膜波前像差分析中,角膜前表面所有光学误差类型及大小都得以记录,可由此进行高度选择性的矫正。在这种情况下,角膜光学误差的精准定位是激光手术获得最佳效果的关键。此外,角膜波前像差引导的激光切削并不依赖于瞳孔大小,其测量范围通常大于瞳孔,即在瞳孔外区域也可进行光学误差分析。因此,角膜波前像差引导的激光切削可获得的光学区更大,切削的范围也更大。此外,角膜可作为激光切削治疗的"稳定受体",因为角膜的形状不像晶状体那样随着年龄的增长发生较大变化。角膜波前像差个性化切削在角膜表面不规则时效果更好。因其能够将角膜地形图参数转换为波前像差参数,将后者分解为单个像差,手术中可选择处理单个像差,从而较少切削量,降低术后屈光异常和术后角膜生物力学的改变[13]。该优势正是角膜波前像差引导的激光切削"存在的理由"。角膜波前像差引导的激光切削的临床优势已被若干研究所证实[24-29]。

即使计划进行角膜波前像差引导的激光切削,术前也可测量全眼波前像差,以提供更精细的屈光参数。角膜像差与眼内像差相互影响,有的角膜像差被抵消,有的像差则被扩大,甚至产生不同于单纯角膜像差的全眼像差。如果眼内像差与角膜像差相互抵消,那么仅仅矫正角膜像差会使全眼像差增加。如果角膜像差与眼内像差相互叠加,那么对角膜像差的术中矫正非常有用,可减少全眼像差。因此,必须在非调节状态下同时评估角膜像差和眼内像差,了解角膜像差与眼内像差是否可以相互抵消,由此判断某种像差是应该手术矫正还是术中保留。与全眼波前像差数据相比,角膜波前像差数据不能反映全眼的屈光不正。全眼波前像差数据通常来源于显然验光,后与全眼波前像差比较并优化,手术中由术者手动输入。术中输入的屈光参数往往同时含有低阶像差和高阶像差,可能对某些像差成分造成"二次矫正"与过矫。由于低阶像差与高阶像差的固有耦合(虽然耦合程度较低),过矫问题在全眼波前像差引导激光切削中仍然存在。

5.3.3　全眼波前像差引导的激光切削

全眼波前像差引导的激光切削的目的是减少或消除全眼的总像差,其优点在于其参考数据是基于全眼完整光学系统得来。全眼波前像差作为一种高分辨率测量方法能进行全眼波前像差矫正。在 Hartmann-Shack 系统中,7.0mm 直径瞳孔范围内的测量点数通常>800 点。在金字塔形传感器中,测量点数>25 000 点[8,9]。这种激光切削方法的主要争议在于,像差会随着调节和年龄增长发生显著变化,尤其是晶状体的像差。因此,"零像差"的目标几乎是不可能实现的,因为一年乃至一天之内全眼像差都会有变化,更不用说还有泪膜的影响。

5.3.4　消像差激光切削

该类型的激光切削也称为"波前像差优化"。消像差(非球面)激光切削的目的是使人眼高阶像差保持术前状态,该种切削不仅节约角膜组织,而且手术时间短,手术操作相对简单,术后预测性高。非球面激光切削适用于以下患者:术前矫正远视力不低于 20/20,且无任何视觉方面不适主诉的患者,或者与高阶像差无关的视力下降患者。

5.4　治疗方法的选择:角膜波前像差引导、全眼波前像差引导和非球面激光切削

波前像差引导的激光切削并不总是"金标准",不同的治疗方法有各自的优缺点。消像差激光切削可以节省角膜组织且手术时间短,其操作简单,预测性更好。角膜波前像差引导的激光切削不受光线、瞳孔大小以及调节的影响,可获得更大的光学区。全眼波前像差引导的激光切削的优点在于可依据全眼客观折射参数进行治疗。此外,活体组织测量时,设备的重复性和准确性(约 0.2μm)会导致术后效果有部分差异[30]。角膜地形图扫描时为强光条件,可能导致瞳孔收缩或瞳孔中心偏位,而手术切削过程是在正常的光线环境下进行的,因此不可避免地会出现一些固有误差[31],从而导致术后像差残留[32]。引起误差的原因还包括制瓣引起角膜生物力学改变[33,34]、术中眼球旋转、角膜中心定位误差[35,36]、扫描光斑过小[37,38]、主动眼球跟踪

能力欠佳[39,40],以及角膜基质切削引起的生物力学改变[41]。

因此,对于如何选择治疗方案,建议如下:

- 对于初次角膜屈光手术,其矫正远视力≥20/20,且术前像差不影响视觉质量的患者,选择消像差激光切削。

- 对于需要再次进行角膜屈光手术,像差影响其视觉质量的患者,选择角膜波前像差引导激光切削。

- 对于初次角膜屈光手术,其矫正远视力≤20/20,或术前像差影响视觉质量的患者,选择全眼波前像差引导激光切削。

图 5.1 显示了一个详细的决策过程,该流程图可辅助进行最佳治疗方案的选择,且已经成功应用于 Schwind Amaris 激光切削,相关结果已发表于著名的屈光手术学杂志[14]。对于非球面和波前像差引导的其他激光平台,这类决策流程同样适用,但同时需要考虑设备所属制造商的操作指导。

决策流程基于术前波前像差对全眼光学成像的评估, 即确定 Zernike 多项式中的单个像差对视觉质量的影响。一般来说,对于相同大小的像差,高阶像差所产生的光学模糊度随径向阶数的增加而增大,随角频率的增加而减小。在此基础上,采用了折合屈光度(DEq)进行像差的统一比较。对于双眼来说,如果其角膜与全眼波前像差的光学模糊度低于 0.25DEq,则采取非球面消像差治疗。如果角膜或全眼的波前像差的光学模糊度在 0.25~0.50DEq,应复核显然验光的矫正视力。如果双眼矫正视力都优于 20/20,则应询问患者是否有夜间视力或视觉质量的问题。如果没有相关不适主诉,则采取非球面消像差治疗。

如果患者有视觉质量相关的主诉,或任意一眼的矫正远视力低于 20/20,或双眼角膜和全眼波前像差的整体光学模糊度高于 0.50DEq,则需要比较角膜波前像差和全眼波前像差。此时,应计算以视轴为中心的 Zernike 多项式展开中角膜波前像差与全眼波前像差的测量差值,以此评估全眼光学差异。如果双眼的角膜与全眼波前像差的整体光学差值<0.25DEq,则认为角膜波前像差与全眼波前像差几乎等效,此时,选择何种治疗方式取决于波前像差图的直径与暗视瞳孔的大小。通常,全眼波前像差图直径与暗视瞳孔直径接近,而角膜波前像差图的相对较大,可达 10mm。在暗室条件下,若全眼或角膜波前像差图直径与暗视瞳孔直径的差值在 0.25mm 内, 则优先选择全眼波前像差引导或角膜波前像差引导的激光切削(提供最大直径),否则选择非球面消像差激光切削。

如果角膜波前像差和全眼波前像差之间的光学差异高于 0.25DEq,则应考虑眼内波像差的存在。此时应选择全眼波前像差引导的激光切削,除非患者年龄过

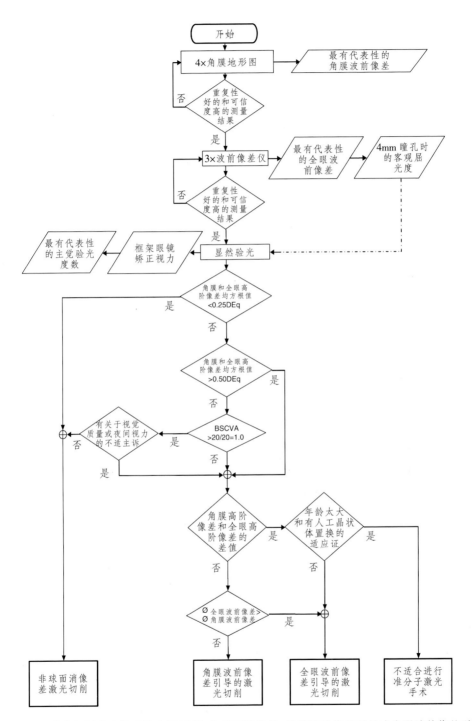

图 5.1　激光切削治疗模式的决策过程:非球面消像差、角膜波前像差引导或全眼波前像差引
导激光切削。

大或晶状体状态不佳,需要转而行晶状体置换术。表 5.1 总结了此类适应证。

考虑到上述标准,消像差激光切削和角膜波前像差引导的激光切削适用于大多数患者,而全眼波前像差引导的激光切削只适用于少数患者。

5.5　角膜波前像差引导激光切削的步骤

尽管手术医生、患者和患眼的临床情况会使具体的治疗方案有细微调整,但是通常角膜波前像差引导的激光切削遵循以下步骤。截至本文撰写完成,市面上仅存在一个进行角膜波前像差引导激光切削系统,即 Schwind Amaris 准分子激光系统。该系统包括诊断系统(角膜地形图、角膜断层地形图、Placido-像差测量系统)、软件系统(ORK-CAM)和准分子激光治疗系统。它也是目前唯一可提供多种像差(全眼或角膜波前像差)引导的激光系统。该公司与一组屈光专家合作开发了简化和统一手术过程的方法,下面将具体展开。该方法旨在选择最佳治疗方案时尽可能地保留角膜基质组织,最大限度地减少过矫和屈光意外的发生。该方法为临床医生开展波前像差引导的激光切削和某些情况下角膜波前像差引导激光切削提供了广泛指导。

(1)进行显然验光。

(2)进行角膜地形图或角膜断层地形图检查。

表 5.1　3 种激光切削模式的适应证(非球面消像差、角膜波前像差引导或全眼波前像差引导激光切削)

像差数值	非球面消像差	角膜波前像差引导的激光切削	全眼波前像差引导的激光切削
角膜和全眼波前像差<0.25DEq	选择	不选择	不选择
角膜或全眼波前像差在0.25DEq和0.50DEq之间	若 CDVA ≥20/20 且患者无视觉质量或夜间视力相关主诉	若 CDVA <20/20 或患者有视觉质量或夜间视力相关主诉,且眼内波前像差<0.25DEq	若 CDVA <20/20 或患者有视觉质量或夜间视力相关主诉,且眼内波前像差≥0.25DEq,同时不伴有晶状体疾病
角膜和全眼波前像差>0.50DEq	若波前像差图中的瞳孔直径小于暗视瞳孔直径	若眼内波前像差<0.25DEq	眼内波前像差≥0.25DEq,同时不伴有晶状体疾病

(3)将角膜地形图或角膜断层地形图成像数据转换为角膜波前像差数据(图 5.2)。

(4)测量全眼波前像差。

(5)将屈光度输入角膜波前像差引导的激光切削仪器中,必要时可对屈光数据进行调整。柱镜度数可根据显然验光、像差仪测得散光(4mm 光学区)、角膜或全眼波前像差显示的散光(4mm 和 6mm 光学区),以及角膜地形图散光进行调整。球镜度数可以根据显然验光球镜度数和像差球仪测得球镜度数(4mm 和 6mm 光学区)进行调整。

(6)比较角膜和全眼波前像差数据。ORK–CAM 软件可较为方便地将两者进行比较。

Peramis 是 Placido 角膜地形图和高分辨率金字塔形像差仪相结合的新设备,可生成有 45 000 个采样数据点的全眼波前像差图,同时能直接用来比较全眼与

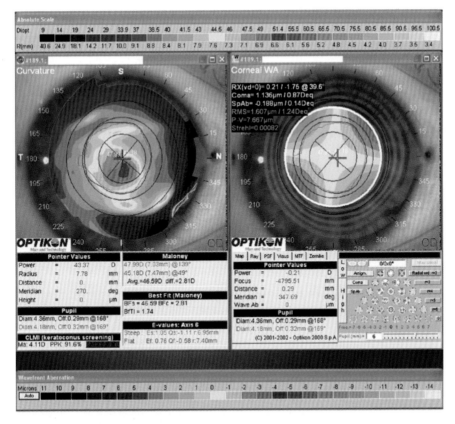

图 5.2　使用 Scout 角膜地形图测量仪(CSO,Florence,Italy)将地形图数据转换为角膜波前像差。采集过程中 Scout 测量探头较小和与角膜距离较近,提供较大的测量光学区,在进行不规则角膜测量时有优势。

角膜波前像差数据(图 5.3)。CAM 软件(Schwind 技术)可将术前眼部参数(显然验光、角膜或全眼波前像差数据)导入并进行可视化分析。以上参数可与人工输入手术参数一起,引导准分子激光系统实施个性化切削。基于术前相关参数,CAM 软件可将全眼或角膜波前像差数据(基于角膜地形图)整合到激光切削过程中。CAM 软件实施非球面切削(即引入 Q 值–0.25)优化术后角膜形态。非球面切削的目的是抵消其他类型切削所残留的像差[42],这些残留像差一部分是因非垂直入射导致激光切削能量不足而产生[43,44]。非球面消像差切削并不是简单的基于 Munnerlyn 公式,而是在此基础上增加了非球面特点,以平衡术后球差。

(7)根据图 5.1 和表 5.1,如果患者满足相关条件,则进行角膜波前像差引导的激光切削,否则选择全眼波前像差引导或消像差激光切削。

(8)可为同一眼制订常规切削和个性化切削计划,并比较两种切削模式的切削深度及体积(图 5.4a,b)。如果在任意大小的光学区下,两种模式切削的等效组织深度或体积相差不超过 0.75D,或患者本身角膜厚度充足,可直接跳到步骤 11;

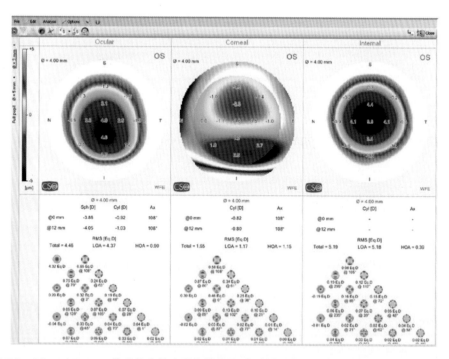

图 5.3　Schwind Peramis 像差仪中的全眼波前像差、角膜波前像差和眼内像差。Peramis 通过对同一患者的全眼和角膜波前像差(数据来自地形图)的测量,可进行眼内像差计算,并同时显示以上 3 种像差,使临床医生能快速地在全眼波前像差引导、角膜波前像差引导和非球面消像差治疗中做出决断。

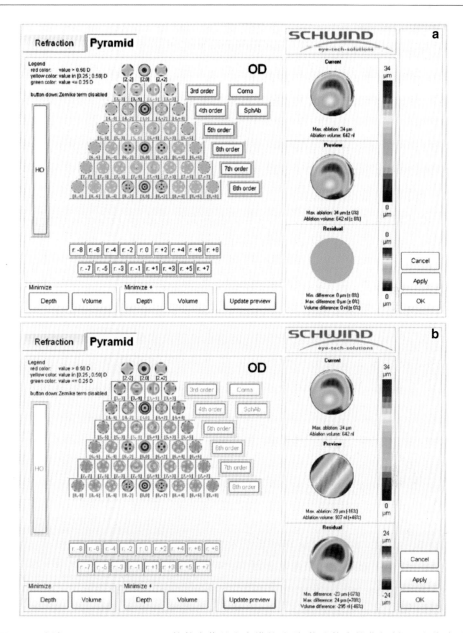

图 5.4 取消 Schwind Amaris CAM 软件中像差金字塔的选项,能比较个性化切削(a)和非球面消像差切削(b)两者切削深度与体积的不同。如果在特定的光学区,两者等效切削深度差异>0.75D,则需要减少切削深度或体积,以避免过矫。

如果差值>0.75D,相当于在 6.0mm 的光学区上切削深度>10μm(近视切削体积为155nL,远视切削体积为 190nL)、在 6.5mm 的光学区上切削深度>12μm(近视切削体积为 215nL,远视切削体积为 260nL)、在 7.0mm 的光学区上切削深度>14μm(近视切削体积为 300nL,远视切削体积为 350nL)。如果情况允许,应尽量选择较大的光学区。

(9)在预期矫正球镜、柱镜和轴向的限制下,ORK-CAM 软件可提供尽可能降低切削体积或深度的最佳屈光治疗方案。屈光医生可相应调整预期屈光度,以调整术后角膜组织量(图 5.5a,b)。

(10)可剔除软件中 Zernike 金字塔内某些高阶像差,以减少切削深度或体积(图 5.6)。或者,术者也可根据特定临床病例取消对特定像差的选择。

(11)将最终治疗方案与术前角膜地形图、角膜断层地形图或全眼波前像差地图进行各自匹配,匹配对象取决于所选治疗方案(图 5.7)。

(12)如果需要进行 PRK 手术,建议采用经上皮 PRK(Trans-Epithelium PRK,TE-PRK)术。经上皮 PRK 的优势在于,能根据像差仪或角膜断层地形图的测量数据直接进行治疗,而准分子激光 PTK 在切削时不区分角膜上皮和基质。在Schwind Amaris 的经上皮 PRK 模式中,可通过 OCT 上皮厚度图测量数据调整角膜中心与外周的切削深度[27,45]。

(13)将治疗方案导入准分子激光平台。

5.6 结语

关于角膜屈光手术中哪种是最佳切削模式仍然存在争议。考虑到手术时间、角膜组织切除量、术后角膜重塑和矫正效果等因素,很难确定通用的最佳切削模式。此外,这些因素彼此之间相互关联,会导致过矫、术后屈光意外、角膜扩张或屈光回退等问题。

个性化波前像差引导的激光切削只有在术前像差大于测量误差和干扰时才能显示其优势。只有治疗与临床症状相关的像差才是有意义的。如果大部分像差为角膜像差,特别当暗瞳直径小于不规则角膜的直径时,建议选择角膜波前像差引导的激光切削。波前像差引导激光切削相对于传统地形图引导激光切削的优点是切削深度更小,前者同时具有地形图引导激光切削的优点。如果角膜和全眼波前像差引导的激光切削的术前参数与切削量非常接近,且暗瞳直径够大,可选择全眼波前像差引导激光切削。因为全眼波前像差引导激光切削将显然验光结果合并到了全眼波前像差中,提高了术后预测性。

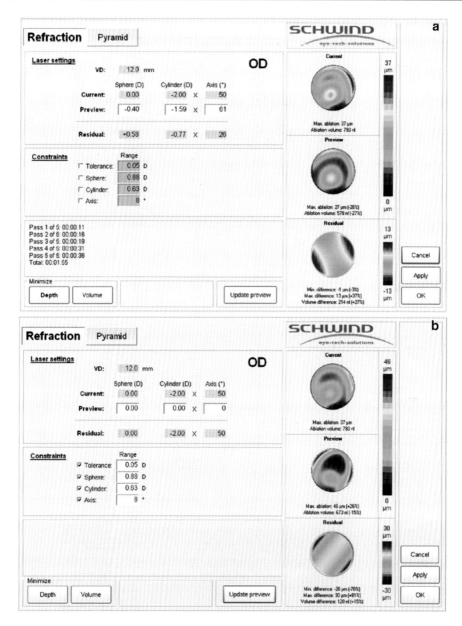

图 5.5　在软件中输入预先设定矫正的球镜、柱镜和散光轴向后,ORK−CAM 软件可直接分析最佳矫正模式,同时尽可能降低切削深度或体积。若取消所有手术预设矫正值则切削体积或深度可达到最低(a),若选择目标矫正值为平光,则切削深度和体积会更大(b)。所以,术者需要在目标屈光度与计划切削深度或体积之间进行平衡。

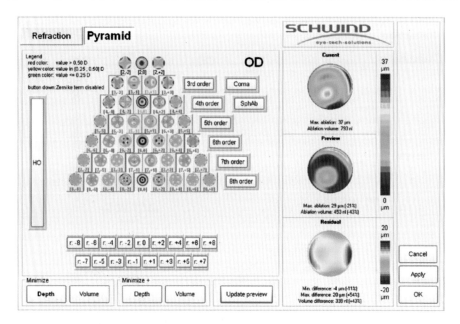

图 5.6　可通过取消选择某些像差来进一步减少切削深度或体积。ORK–CAM 软件通过系统运算,能自动从像差金字塔中剔除某些 Zernike 像差,使切削深度或体积更小。

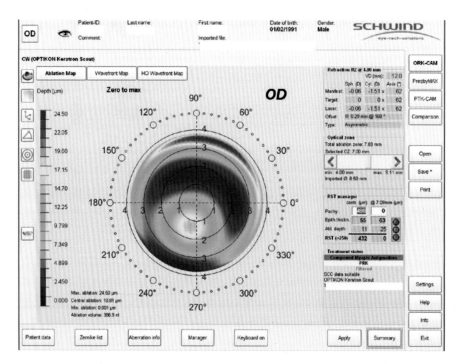

图 5.7　最终版切削图,显示了最高点、最低点及角膜中心切削深度。不管是角膜地形图、角膜断层地形图,还是全眼波前像差图,需要将"调整后的"治疗方案与初始数据进行对比。

参考文献

1. Mrochen M, Kaemmerer M, Seiler T. Clinical results of wavefront-guided laser in situ keratomileusis 3 months after surgery. J Cataract Refract Surg. 2001;27:201–7.
2. Liang J, Grimm B, Goelz S, Bille JF. Objective measurement of wave aberrations of the human eye with the use of a Hartmann-shack wave-front sensor. J Opt Soc Am A Opt Image Sci Vis. 1994;11:1949–57.
3. Tscherning M. Die monochromatischen Aberratoinen des menschlichen. Auges Z Psychol Physiol Sinn. 1894;6:456–71.
4. Hartmann J. Bemerkungen ueber den Bau und die Justierung von Spktrographen. Zeitschrift fuer Instrumentenkunde. 1900;20:47.
5. Shack RB, Platt BC. Production and use of a lenticular Hartmann screen. J Opt Soc Am. 1971;61:656.
6. MacRae S, Fujieda M. Slit skiascopic-guided ablation using the Nidek laser. J Refract Surg. 2000;16:S576–80.
7. Burns SA. The spatially resolved refractometer. J Refract Surg. 2000;16:S566–9.
8. Akondi V, Castillo S, Vohnsen B. Digital pyramid wavefront sensor with tunable modulation. Opt Express. 2013;21(15):18261–72. https://doi.org/10.1364/OE.21.018261.
9. Plantet C, Meimon S, Conan JM, Fusco T. Revisiting the comparison between the shack-Hartmann and the pyramid wavefront sensors via the fisher information matrix. Opt Express. 2015;23(22):28619–33. https://doi.org/10.1364/OE.23.028619.
10. Alio JL, Belda JI, Osman AA, Shalaby AM. Topography-guided laser in situ keratomileusis (TOPOLINK) to correct irregular astigmatism after previous refractive surgery. J Refract Surg. 2003;19:516–27.
11. Salmon TO. Corneal contribution to the Wavefront aberration of the eye. PhD Dissertation; 1999, p. 70.
12. Mrochen M, Jankov M, Bueeler M, Seiler T. Correlation between corneal and total wavefront aberrations in myopic eyes. J Refract Surg. 2003;19:104–12.
13. Arba-Mosquera S, Arbelaez MC, Merayo-Llovés J. Six-month clinical outcomes of customized treatments minimized for depth and time in laser corneal refractive surgery. Cornea. 2011;30(8):876–88.
14. Arbelaez MC, Ewering T, Arba Mosquera S. Decision assistant wizard to standardize optimal outcomes in excimer laser refractive corneal surgery. J Refract Surg. 2010;26(12):980–90.
15. Subbaram MV, MacRae SM. Customized LASIK treatment for myopia based on preoperative manifest refraction and higher order aberrometry: the Rochester nomogram. J Refract Surg. 2007;23(5):435–41.
16. Kanellopoulos AJ. Comparison of sequential vs same-day simultaneous collagen cross-linking and topography-guided PRK for treatment of keratoconus. J Refract Surg. 2009;25(9):S812–8.
17. Dupps WJ, Roberts C. Effect of acute biomechanical changes on corneal curvature after photokeratectomy. J Refract Surg. 2001;17(6):658–69.
18. Arba Mosquera S, Ewering T. New asymmetric centration strategy combining pupil and corneal vertex information for ablation procedures in refractive surgery: theoretical background. J Refract Surg. 2012;28(8):567–73.
19. Levy Y, Segal O, Avni I, Zadok D. Ocular higher-order aberrations in eyes with supernormal vision. Am J Ophthalmol. 2005;139:225–8.
20. Applegate RA, Howland HC. Refractive surgery, optical aberrations, and visual performance. J Refract Surg. 1997;13:295–9.
21. Gambra E, Sawides L, Dorronsoro C, Marcos S. Accommodative lag and fluctuations when optical aberrations are manipulated. J Vis. 2009;9:1–15.
22. Held R. The rediscovery of adaptability in the visual system: effects of extrinsic and intrinsic chromatic dispersion. In: Harris CS, editor. Visual coding and adaptability. Hillsdale, NJ: Lawrence Erbaum Associates; 1980.
23. Artal P, Chen L, Fernandez EJ, Singer B, Manzanera S, Williams DR. Neural compensation for

the eye's optical aberrations. J Vis. 2004;4:281–7.

24. Lee H, Park SY, Yong Kang DS, Ha BJ, Choi JY, Kim EK, Seo KY, Kim TI. Photorefractive keratectomy combined with corneal wavefront-guided and hyperaspheric ablation profiles to correct myopia. J Cataract Refract Surg. 2016;42(6):890–8. https://doi.org/10.1016/j.jcrs.2016.03.033.

25. Camellin M, Guidotti JM, Arba Mosquera S. Corneal-Wavefront guided transepithelial photorefractive keratectomy after corneal collagen cross linking in keratoconus. J Optom. 2017;10(1):52–62. https://doi.org/10.1016/j.optom.2016.02.001.

26. Imamoglu S, Kaya V, Oral D, Perente I, Basarir B, Yilmaz OF. Corneal wavefront-guided customized laser in situ keratomileusis after penetrating keratoplasty. J Cataract Refract Surg. 2014;40(5):785–92. https://doi.org/10.1016/j.jcrs.2013.10.042.

27. Jun I, Kang DS, Tan J, Choi JY, Heo W, Kim JY, Lee MG, Kim EK, Seo KY, Kim TI. Comparison of clinical outcomes between wavefront-optimized versus corneal wavefront-guidedtransepithelial photorefractive keratectomy for myopic astigmatism. J Cataract Refract Surg. 2017;43(2):174–82.

28. Alió J, Galal A, Montalbán R, Piñero D. Corneal wavefront-guided LASIK retreatments for correction of highly aberrated corneas following refractive surgery. J Refract Surg. 2007;23(8):760–73.

29. Alió JL, Piñero DP, Plaza Puche AB. Corneal wavefront-guided photorefractive keratectomy in patients with irregular corneas after corneal refractive surgery. J Cataract Refract Surg. 2008;34(10):1727–35.

30. Padmanabhan P, Mrochen M, Basuthkar S, Viswanathan D, Joseph R. Wavefront-guided versus wavefront-optimized laser in situ keratomileusis: contralateral comparative study. J Cataract Refract Surg. 2008;34(3):389–97.

31. Lipshitz I. Thirty-four challenges to meet before excimer laser technology can achieve super vision. J Refract Surg. 2002;18(6):740–3.

32. Marcos S. Aberrations and visual performance following standard laser vision correction. J Refract Surg. 2001;17(5):S596–601.

33. Durrie DS, Kezirian GM. Femtosecond laser versus mechanical keratome flaps in wavefront-guided laser in situ keratomileusis: prospective contralateral eye study. J Cataract Refract Surg. 2005;31(1):120–6.

34. Tran DB, Sarayba MA, Bor Z, Garufis C, Duh YJ, Soltes CR, Juhasz T, Kurtz RM. Randomized prospective clinical study comparing induced aberrations with IntraLase and Hansatome flap creation in fellow eyes: potential impact on wavefront-guided laser in situ keratomileusis. J Cataract Refract Surg. 2005;31(1):97–105.

35. Uozato H, Guyton DL. Centering corneal surgical procedures. Am J Ophthalmol. 1987;103(3 Pt 1):264–75.

36. Guirao A, Williams DR, Cox IG. Effect of rotation and translation on the expected benefit of an ideal method to correct the eye's higher-order aberrations. J Opt Soc Am A Opt Image Sci Vis. 2001;18(5):1003–15.

37. Guirao A, Williams DR, MacRae SM. Effect of beam size on the expected benefit of customized laser refractive surgery. J Refract Surg. 2003;19(1):15–23.

38. Huang D, Arif M. Spot size and quality of scanning laser correction of higher-order wavefront aberrations. J Cataract Refract Surg. 2002;28(3):407–16.

39. Tsai YY, Lin JM. Ablation centration after active eye-tracker-assisted photorefractive keratectomy and laser in situ keratomileusis. J Cataract Refract Surg. 2000;26(1):28–34.

40. Bueeler M, Mrochen M. Simulation of eye-tracker latency, spot size, and ablation pulse depth on the correction of higher order wavefront aberrations with scanning spot laser systems. J Refract Surg. 2005;21(1):28–36.

41. Yoon G, Macrae S, Williams DR, Cox IG. Causes of spherical aberration induced by laser refractive surgery. J Cataract Refract Surg. 2005;31(1):127–35.

42. Marcos S, Cano D, Barbero S. Increase in corneal asphericity after standard laser in situ keratomileusis for myopia is not inherent to the Munnerlyn algorithm. J Refract Surg. 2003;19(5):S592–6.

43. Dorronsoro C, Cano D, Merayo-Lloves J, Marcos S. Experiments on PMMA models to predict the impact of corneal refractive surgery on corneal shape. Opt Express. 2006;14(13):6142–56.

44. Arba-Mosquera S, de Ortueta D. Geometrical analysis of the loss of ablation efficiency at non-normal incidence. Opt Express. 2008;16(6):3877–95.
45. Arba Mosquera S, Awwad ST. Theoretical analyses of the refractive implications of transepi-thelial PRK ablations. Br J Ophthalmol. 2013;97(7):905–11.

第 6 章
眼波前像差引导治疗

Mohamed Shafik Shaheen, Ahmed Shalaby Bardan, Hani Ezzeldin

摘　要

波前像差测量仪可用于诊断并治疗各种"不规则散光"角膜,导致角膜不规则的原因有角膜移植术、放射状角膜切开术、偏心或不规则激光切削,以及角膜中央岛。波前像差测量仪也可客观衡量患者眩光和光晕的症状。

目前,波前像差引导的表层切削在治疗轻度圆锥角膜方面取得一定突破,在患者角膜交联术后疾病停止进展后,可用其处理屈光不正和高阶像差。

未经手术眼的高阶像差所引起的视觉模糊一般并不严重,仅相当于0.3D左右的离焦。

许多因素限制了人类视觉的优化,包括瞳孔直径、色差、高阶像差对调节状态的依赖性、调节滞后、波前像差的快速变化、波前像差随年龄的变化、景深、光感受器感知和视觉传递因素、角膜生物力学改变、手术矫正中心的准确性。

当瞳孔直径不超过3mm时,患者的高阶像差能显著降低,眼部成像质量取决于光在瞳孔处发生的衍射。个性化矫正无法消除衍射造成的模糊,但对于瞳孔较大、有夜间驾驶或在其他昏暗条件下的用眼需求,以及高阶像差特别大的年轻患者,个性化矫正有很高的价值。

像差的测量是波前像差引导的LASIK中最关键的参数之一,因为激光切削的精确度直接取决于眼像差的准确评估。目前有多种像差仪可供使用,最常用于波前像差引导的LASIK的是Hartmann-Shack传感器像差仪。

许多研究曾报道,波前像差引导的近视手术结果优于波前像差优化LASIK和标准非波前像差治疗。

尽管AMO-VISX Star 4的传统LASIK与波前像差引导的LASIK在术后裸眼视力和屈光参数上相似,但从术后对比敏感度、主观症状及间视环境下的眩光情况来看,波前像差引导治疗的结果明显优于传统LASIK,并且这种优势与瞳孔大小无关。

一些研究评估了波前像差引导的屈光手术(LASIK或表层激光切削)在补矫时的安全性和有效性。在治疗角膜屈光手术后有临床意义的残留屈光不正、高阶像差和难治性的LASIK角膜瓣皱褶时,波前像差引导的治疗对像差较大的角膜采用波前像差引导的治疗具有明显优势。

由于制作LASIK角膜瓣本身会增加高阶像差,一些手术医生认为,最好使用PRK或LASEK等表层切削进行个性化的激光切削。一些研究表明,随着屈光矫正度数的增加,术后像差增加更显著,其中球差的增加最明显。原因可能在于角膜治疗区与未治疗区之间存在过渡区,也可能在于亚临床的中心偏移和生物力学效应。

关键词

波前像差,波前像差引导,波前像差优化,像差,彗差,球差,对比敏感度提升,波前像差检测,像差仪,像差测量,个性化

6.1　引言

为矫正屈光不正,个性化角膜地形图引导的激光切削、角膜波前像差引导的激光切削和全眼波前像差引导的激光切削都得到了快速发展。获得超常视力(视力与对比度)的可能性激发了研究人员的想象力和创造力,使其进一步推进关于个性化的波前像差屈光手术的研究。为实现此目标,需要根据治疗眼的解剖和功能学特征选择最佳的激光切削模式。波前像差检测仪不仅可以测量屈光不正最重要的因素——离焦和散光,还可以测量"高阶像差"。离焦和散光被称为低阶像差,而高阶像差指的是离焦和散光以外的像差,如彗差和球差。Liang 和 Williams[1]研发的波前像差检测仪可检测多达 64 个高阶像差参数。其中的一些高阶像差以前从未在人眼得到测量,因而通常被临床医生直接归为"不规则散光"。然而,实际上它们大多数与散光无关,其实应该被称为高阶像差。

6.2　适应证

6.2.1　在正常人群中的应用

有些眼高阶像差较大,而有些眼散光较高。对于高阶像差较大的人群,波前像差可以检出其以往难以描述的光学异常[2]。值得注意的是,在矫正高阶像差时,术后视力的提升远没有对比敏感度提升来得显著。因为视力的微小下降就能导致对比敏感度的迅速降低,而对比敏感性显著提高仅能对视力有微弱提升。因此,矫正高阶像差的最大获益体现在对比敏感度的提高,尤其是在暗环境下[3]。

波前像差引导的激光原位角膜磨镶术可安全有效地矫正原发性近视或近视散光,提高患者术后的视觉满意度。与传统 LASIK 相比,波前像差引导的 LASIK 具有相同乃至更好的手术矫正准确度,以及术后裸眼视力;同时,有证据表明,波前像差引导的 LASIK 具有更好的术后对比敏感度和术后更少的视觉不适主诉,如夜间眩光和光晕。尽管波前像差引导的 LASIK 旨在治疗低阶和高阶像差,高阶像差通常会在术后有所增加。这种高阶像差的增加可能是多因素的,而波前像差引导的 LASIK 后高阶像差增加通常低于传统 LASIK[4]。

远视相关治疗:FDA 已批准 VISX (Santa Clara, California, USA)Star S4 准分子激光平台用于波前像差引导的远视和散光治疗,可矫正+3.00D(SE)以内的远视和+2.00D 以内的散光。

6.2.2　临界眼和不规则散光眼像差的测量和治疗

波前像差仪让眼科医生能够客观测量球柱镜以外的光学像差。其生成的波前像差图能显示与理想的光学系统之间的偏差,使医生能准确地判断视力模糊原因。波前像差检测仪除指导个性化屈光手术,还可用于查找不适视觉主诉来源[5]。

波前像差测量仪可用于诊断并治疗各种"不规则散光"角膜,导致角膜不规则的原因有角膜移植术、放射状角膜切开术、偏心或不规则激光切削,以及角膜中央岛。波前像差测量仪也可客观衡量患者眩光和光晕的症状[6]。新型波前像差仪不仅可用于检测波前像差异常,还可生成由此设计可靠的激光切削模式,以矫正高度像差[7,8]。

再次手术:屈光术后的视觉症状常与高阶像差有关。波前像差能测量这些像差,并为再次矫正提供依据。

6.2.3　在角膜扩张性疾病中的应用

目前,波前像差引导的表层切削在治疗轻度圆锥角膜(KC)方面取得一定突破。Shafik Shaheen 等[8]的研究表明,在患者角膜交联术后疾病停止进展后,可用其处理屈光不正和高阶像差。

波前像差引导的激光切削可以更精确地解决角膜不规则的问题,因其在矫正像差方面有独特优势。此外,该种激光切削联合了虹膜定位系统和瞳孔中心位移补偿,可在角膜表面精确确定切削位置[7]。

最近,屈光手术领域引入了新型的高分辨率像差仪,据报道,它们能够准确地测量,并由此治疗高度异常的角膜[7]。

6.3　局限性和禁忌证

未经手术眼的高阶像差所引起的视觉模糊一般并不严重,仅相当于 0.3D 左右的离焦[9]。

许多因素限制了人类视觉的优化,包括[3,10]:

(1)瞳孔直径。

(2)色差。

(3)高阶像差对调节状态的依赖性。

(4)调节滞后。

(5)波前像差的快速变化。

(6)波前像差随年龄的变化。

(7)景深。

(8)光感受器感知和视觉传递因素。

(9)角膜生物力学改变。

(10)手术矫正中心的准确性。

当瞳孔直径不超过 3mm 时,患者的高阶像差能显著降低,眼部成像质量取决于光在瞳孔处发生的衍射。个性化矫正无法消除衍射造成的模糊,但对于瞳孔较大、有夜间驾驶或其他昏暗条件下用眼需求,以及高阶像差特别大的年轻患者,个性化矫正有很高的价值[11]。

眼表:空气-泪膜界面是眼球最重要的屈光界面。泪液质与量及分布的微小变化,或眼表的任何异常,都会明显影响眼像差并影响个性化切削的效果[12]。

对于超过像差仪检测范围的高度不规则角膜,波前像差引导的切削就不再适用了。值得注意的是,现有的 Hartmann-Shack 像差仪可用于检测,并矫正像差很大的角膜,以及交联术后的角膜[8]。

6.4　患者的选择、术前评估和切削模式的创建

像差的测量是波前像差引导的 LASIK 中最关键的参数之一,因为激光切削的精确度直接取决于眼像差的准确评估。目前有多种像差仪可供使用,最常用于波前像差引导的 LASIK 的是 Hartmann-Shack 传感器像差仪。

波前像差的大小与瞳孔的大小有关。波前像差测量应在暗室非扩瞳下进行,以获得较大的瞳孔直径。一般认为瞳孔直径应该在 5mm 以上[4]。

测量时需要考虑到调节的影响。基于自然瞳孔下的术前测量参数进行激光切削时,需要实时监控调节,并将其变化控制到最小。有必要将显然验光和睫状肌麻痹验光的球镜与波前像差所得球镜相比较。基于术前睫状肌麻痹状态下测量参数进行激光切削时允许瞳孔直径较大,而不需要考虑调节的影响[4]。

术前某一图像或一系列图像被用于激光切削模式的计算,只有高质量图像才应该被使用。由波前像差得到的球镜和柱镜经常与主觉验光得到的有所差异,引起该差异的原因包括:①波前像差和(或)显然验光的准确性;②调节对波前像差测量和(或)显然验光的影响;③高阶像差对显然验光的影响。激光平台提供的指导意见指出,评估波前像差数据能否用于手术的依据,在于显然验光、睫状肌麻痹验光与由波前像差获得的屈光参数之间的差异。如果差异超出操作指导意见,则需要进行以下步骤:

(1)重复上述两项检查:如果在测量时患者的眼睛发生了调节,那么该项检查的结果会偏小。

(2)用波前像差所得的球镜和柱镜来检查验光时的屈光参数是否准确。一般,波前像差测得的散光会更加准确,该散光下患者的矫正视力往往更好。

(3)检查睫状肌麻痹验光结果。

如果显然验光、睫状肌麻痹验光与由波前像差获得的屈光参数之间的差异超出激光系统可接受的上限,则该患者可能不适合进行波前像差引导 LASIK。

挑选出最适合的波前像差图后,像差仪中的切削模式也随之形成。切削模式包含了低阶像差(球镜和柱镜)和高阶像差。波前像差可以转换为角膜表面需要矫正的切削量,切削的位置与切削量能转化为准分子激光的一系列指令,最后一系

列指令通过软盘、U 盘或无线传输等方式传送到激光系统。

虹膜定位增强了角膜切削的精确性。虹膜组织的细节能由像差仪记录并上传至激光系统。在治疗开始前,激光系统内部摄像与计算系统会记录虹膜组织细节,并与像差仪数据进行匹配,确保激光切削位置与模式的准确性,以得到散光和高阶像差的精准矫正。在激光治疗开始时,通过眼球旋转补偿能精确定位切削位置[13]。

激光切削中心的准确定位才能保证术后良好的矫正效果。人们通过数学预测模型发现 0.5mm 的中心偏位就会导致术后视觉症状。对于高阶像差的矫正,切削中心的准确定位更为重要[14]。基于由波前像差引导的切削模式,其中心定位会与角膜缘或瞳孔缘进行匹配。瞳孔中心会随瞳孔放大或缩小发生偏移,最大偏移量可达 0.7mm[15]。对于匹配瞳孔缘进行对准的激光系统,补偿瞳孔中心偏移,避免偏心切削非常重要。对于匹配角膜缘的激光系统,则通过虹膜识别实现对准。

图 6.1 显示了一位 19 岁男性拟行波前像差引导 LASIK 的像差图数据。手术医生在手术设计前要分析这些数据:

(1)图左上角:患者的基本信息,波前像差屈光度、波前像差直径(直径至少为

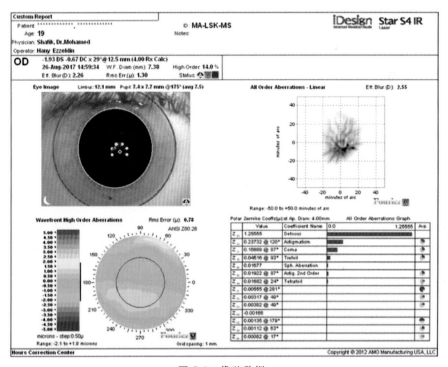

图 6.1　像差数据。

5mm),以及波前像差图质量和虹膜图像定位(需为绿色或黄色)。

(2)图左侧中部:患者注视质量、泪膜质量(由角膜上 Purkinje 图的清晰度表示)、暗瞳大小、瞳孔缘和角膜缘标记,用以眼球旋转补偿和保证最佳中心定位。

(3)图左下角:高阶像差图,以微米(μm)为单位的均方根(RMS)表示。该病例的角膜高阶像差高达 0.78μm,需使用波前像差引导的切削模式。严重的垂直彗差在瞳孔缘显示为上半部蓝色、下半部黄色的不同色阶。

(4)图右上角:点扩散函数(PSF)和有效模糊(Eff. Blur)参数反映了视觉成像质量的下降,这种视觉质量下降由低阶像差和高阶像差共同导致。

(5)图右下角:Zernike 系数将视觉失真分解为低阶像差(离焦)和高阶像差(彗差、三叶草像差、球差、二阶散光等)。以图表的形式描述不同像差的数值(微米)与角度,便于手术医生确定视觉质量下降的原因,以及各像差对矫正后视觉效果的影响。将像差细分为不同成分有助于在随访中进行变化情况比较。

(6)手术医生也可观察图 6.2 左上角 Hartmann-Shack 图的质量,以确保采集的数据无缺失。

下一步为选取最适合的波前像差图进行切削模式设计。像差仪会根据

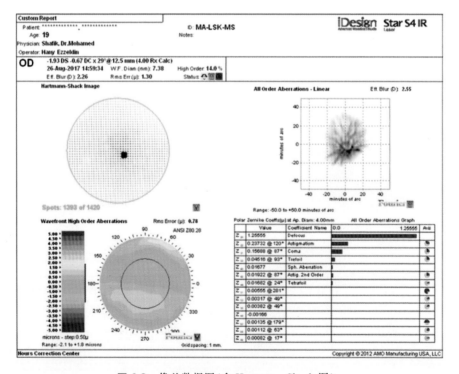

图 6.2　像差数据图(含 Hartmann-Shack 图)。

Hartmann–Shack 点自动选择波前像差的最佳图像,此时波前像差直径最大,而高阶像差最小。建议经验暂时欠缺的手术医生使用像差仪自动选择的最佳图像。

　　然后,按下像差仪"治疗"按钮即可确定切削模式。手术医生可手动对需矫正球镜和柱镜进行适当的调整,尤其对于球镜部分。一般手术医生考虑到睫状肌麻痹验光结果、患者年龄与需求及单眼视设计,会进行球镜参数调整。我们不建议手术医生调整手术柱镜参数,因为柱镜代表高阶像差和二阶柱镜总和,是一个更为精确的值。任何对柱镜参数的调整,都会扰乱低阶像差和高阶像差的相互关系,从而影响术后总体视觉效果。

　　像差引导的角膜切削方案如图 6.3 所示。其包括激光切削的"形状"、激光脉冲数和切削深度。此外,切削方案还与暗瞳直径、切削区与过渡区的设计有关。手术医生可调整以上任何区域的大小来使切削覆盖整个暗瞳,从而最大限度地减少激光视力矫正引起的夜视觉问题。

6.4.1　全眼波前像差测量设备

　　Wavescan 系统基于 Hartmann–Shack 像差仪, 在 7.0mm 直径瞳孔范围获取240

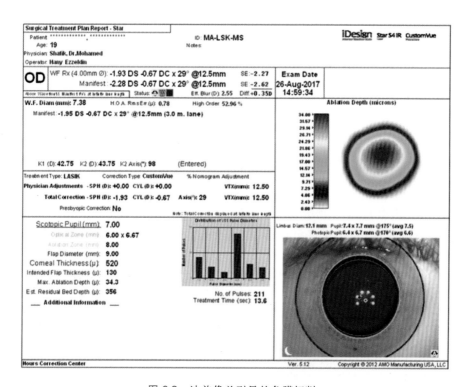

图 6.3　波前像差引导的角膜切削。

个数据点，并用傅里叶重建分析所有数据。iDesign 像差仪是 Wavescan 系统的升级版，可记录并分析 7.0mm 瞳孔范围内的 1257 个数据点，测量范围较大，可测球镜范围为−16~+12D，柱镜为 0~8D，可测高阶像差均方根最大为 8μm，并且采用傅里叶算法取代经典的 Zernike 多项式进行像差数据分析[16]。

6.5　初次屈光手术后的视觉效果(未经手术眼)

比较矫正前后的调制传递函数可用于评估高阶像差矫正后视觉质量的提高。不论对摄像镜头还是人眼来说，调制传递函数都是描述光学系统保真程度的客观指标。通过人群研究发现：正常光照下，当瞳孔直径为 3mm 时，高阶像差矫正后视觉质量提高为术前的 1.3 倍，但当瞳孔直径为 5.7mm 时，高阶像差矫正后视觉质量可以提高到术前的 2.5 倍[17]。

已有文献报道，新一代激光系统进行波前像差引导 LASIK 矫正屈光不正的安全性和有效性，以及波前像差引导的 LASIK 能降低术前已存在的高阶像差和医源性高阶像差[16,18,19]。

6.5.1　对于近视

有研究[20]采用 AMO−VISX S4 系统进行像差引导 LASIK 治疗中度近视(−6.0~−8.0D，n=44 眼)和高度近视(超过−8.0D，n=45 眼)，并随访 3~12 个月。其中，74%的眼术后屈光度在−0.5D 以内，94%的眼术后屈光度在−1.0D 以内。截至 12 个月随访时，所有眼的术后裸眼远视力(UDVA)不低于 20/40，但存在少量彗差及球差增加。64%的眼裸眼远视力不低于 20/20，中度及高度近视眼裸眼远视力不低于20/20 的比例分别为 71%和 58%。在此项研究中，没有眼丢失 2 行及以上最佳矫正远视力[20]。该项研究结果与 FDA 相似，证明了像差引导的角膜切削在中至高度近视治疗中的有效性、可预测性和安全性。

Bahar 等[21]纳入 316 只眼进行了为期 3 年的一项回顾性研究发现，采用Technolas 217Hz 进行像差引导的 LASIK 能有效矫正低度至高度近视。低至中度近视组的平均术前等效球镜为(−4.91±1.38)D(n=172 眼)，高度近视组则为(−9.41±2.41)D(n=144 眼)。对于预测性而言，85%的低至中度近视眼和 65%的高度近视眼的术后屈光度在−0.5D 内，而相应的 97%和 80%在−1.0D 以内。欠矫和过矫的发生更常见于高度近视眼。术后 12 月的球差较术前有所下降。约有 10%的高度近视患者存在夜间眩光，而低至中度近视则无此类临床症状。此外，所有眼的矫正远视力无下降。

6.5.2　对于远视

一项Ⅲ期临床试验纳入了 74 只远视眼,其中 66.2%眼(n=49)术后裸眼视力不低于 20/20,97.3%眼不低于 20/40。其中,57 只远视散光眼,56.1%眼(n=32)术后裸眼视力不低于 20/20,93%眼(n=53)的裸眼视力不低于 20/40。术后无一眼的最佳矫正视力下降 2 行视标或以上,并且无一眼的最佳矫正视力低于 20/25。11.3%眼(n=8)在术后随访中出现过重影和鬼影。尽管研究显示,波前像差引导的 LASIK 术后效果良好,但与传统 LASIK 治疗远视效果相比无显著提高[22]。因此,需要通过对照研究或对侧眼治疗研究,进一步明确个性化角膜切削与传统治疗相比治疗远视的效果。

多项研究表明,波前像差引导的 LASIK 进行近视治疗时,手术效果优于波前像差优化的 LASIK 和标准无波前像差治疗。Sáles 和 Manche 发现,与波前像差优化的 LASIK 相比,波前像差引导的 LASIK 治疗近视患者时,术后裸眼视力更优、可预测性更好、某些高阶像差更低[23]。

Moussa[24]等进行的一项回顾性比较分析表明,波前像差引导的 LASIK 的有效性要优于波前像差优化的 LASIK。这可能是由于两种手术方式对高阶像差的控制水平不同。波前像差引导的手术眼在 5%和 25%的对比敏感度下最佳矫正视力更好。在屈光度方面,两组间可观察到显著的统计学差异。根据高分辨像差仪的测量结果,波前像差引导的 LASIK 具有最佳水平的可预测性。正如既往研究结果所示[23,25,26],应用波前像差引导比没有应用波前像差引导的非球面手术可以获得更好的屈光矫正效果。而且,当应用更多数据样本的 Hartmann-Shack 像差仪时,基于相同的准分子激光平台的波前像差引导的 LASIK 也具有更好的可预测性。这些结果表明,用于设计波前像差引导的激光切削模式的像差仪,其分辨率可能在实现波前像差引导的 LASIK 术后屈光矫正的更好的可预测性中起作用。的确,已有一些科学证据表明,在使用相同的准分子激光和高分辨率 Hartmann-Shack 像差仪的情况下,波前像差引导的 LASIK 具有对高阶像差的高度控制性和对屈光度的出色可预测性[24,26]。

另一项 Lee 等[27]的研究发现,波前像差引导的 LASEK 引起的高阶像差,相比传统 LASEK 或使用 VISX S4 准分子激光的 LASIK,在统计学上显著减小,但是,这 3 组的术后裸眼视力无统计学差异。

尽管应用 AMO-VISX Star 4 平台的波前像差引导的 LASIK 与传统 LASIK 相比,术后的裸眼视力和屈光效果相似,但 Lee[28]等发现,波前像差引导的LASIK 在对比敏感度、中间视力下的眩光和主观不适症状方面有明显更好的效果，并且与瞳孔的大小无关[28]。

6.6　增强治疗的视觉结果

一些研究[29-31]评估了波前像差引导的增强屈光手术（LASIK 或表层激光切削）在矫正角膜屈光手术残留屈光不正、高阶像差和难治性的 LASIK 角膜瓣皱褶的安全性和有效性。波前像差引导的角膜切削对较大像差的角膜优势明显。除术后屈光和视觉效果良好外，波前像差引导的增强手术还可减少高阶像差[29,30]，改善低对比敏感度视力和视觉不适症状[30]。一项波前像差引导与传统增强手术的对比研究[31]表明，两者的术后裸眼视力和屈光可预测性相似，但传统增强手术的高阶像差显著增加，并且高对比敏感度视力明显降低。

6.7　对于较大像差的角膜和扩张性角膜疾病的效果

角膜来源的高阶像差患者优先选用硬性接触镜矫正，次选框架眼镜、软性接触镜、IOL 和常规的屈光手术。波前像差仪的应用使高阶像差的精确测量和个性化矫正成为可能。

Shaheen 等[8]发现，圆锥角膜眼交联术后视力显著改善，这可能是因为术后屈光不正改善和高阶像差降低。他们认为这是圆锥角膜术后视力改善的根本原因。最后一次随访中，等效球镜从术前的（−3.22±1.32）D 降至术后的（−0.68±0.64）D，62% 的病例等效球镜在 ±0.50D 范围内。除观察到术后视力改善，术后像差也显著下降，且在随访期间一直保持，其中，高阶像差、初级彗差和三叶草像差明显降低，此结果与其前期的研究结果一致[7]。

Shaheen 等[7]的前期研究对 3 组角膜高度异常患者使用波前像差引导表面切削治疗：CXL 术后圆锥角膜组、LASIK 偏心切削组和放射状角膜切开术后组。发现3 组患者术后裸眼视力与矫正视力均改善，等效球镜减少，但结果仅在 CXL 术后圆锥角膜组和 LASIK 术后角膜扩张组中有统计学意义。所有眼术后矫正视力都提高了至少一行。3 组患者的术后对比敏感度均得到改善，但仅在 CXL 术后圆锥角膜组和 LASIK 术后角膜扩张组中有统计学意义。在像差方面，CXL 术后圆锥角膜组中三叶草像差减少，LASIK 术后角膜扩张组中高阶像差和初级彗差显著减少。

6.8 LASIK 与表面切削模式的多样性

理想的屈光手术是在矫正患者术前自身像差的同时,不产生术源性像差。为了达到这一目标,需要手术设备和激光技术的不断改进。人们普遍认为,标准的屈光手术,如 PRK 和 LASIK,会导致角膜高阶像差显著增加[11,32-35]。球差是最常见的术源性高阶像差,并且是屈光手术后视功能下降的主要原因之一。角膜屈光术后全眼高阶像差的增加由多种原因引起,包括角膜非球面性的改变、术后角膜的不规则、角膜雾状混浊和切口愈合等[35]。角膜瓣蒂的位置、微型角膜刀的类型和角膜瓣厚度的均一性都可能会影响高阶像差的大小、方向和类型。手术也可能引起彗差,可能是由角膜瓣边缘的愈合过程引起[36,37]。

对角膜的单纯激光切割本身不伴随角膜组织切削时,屈光状态一般不会明显改变。但单纯激光切割本身是否会改变眼球高阶像差还不确定[36,37]。Moreno-Barriuso 等[35]研究表明,LASIK 引起的大多数球差由激光切削引起,而非微型角膜刀切割。目前尚不清楚使用飞秒激光来制作 LASIK 角膜瓣是否会改变角膜瓣引起的像差大小。制作 LASIK 角膜瓣的过程本身就会增加高阶像差,一些手术医生认为,个性化切削手术最好使用 PRK 或 LASEK 等表层切削手术。其实,LASIK 手术引起的大多数球差是由于激光切削,而非微型角膜刀切割[35]。

一些研究表明,屈光术后像差随屈光矫正度数的增加而增加[11]。术后像差增加最多的是球差,这可能是因为角膜治疗区与未治疗区之间存在过渡区,亚临床的偏心切削和生物力学影响也可能是部分原因。为使术后次级球差最小化,有人提出理想的切削模式是将中央角膜进行更深的切削,使光学区边缘过渡更陡峭[38]。然而,更深的切削可能降低角膜的完整性,特别是在矫正度数更高时。同时,还应关注角膜术后愈合反应带来的影响,确定其对激光切削引入的球差中所起的作用[35,38]。

对于矫正较大屈光度,缩小治疗区直径可能增加负非球面性,但不增加角膜扩张的风险。然而,仍然可能引发角膜的光学边缘效应,不利于中央角膜恢复为扁长椭圆形[39]。具有较大光学区的 PRK 手术与无过渡区的第一代切削术(光学区5mm)相比,术后角膜光学像差更小,且更符合生理学[40]。

6.9 患者的手术预期及对超视力的追求

我们希望用目前的切削模式矫正更为复杂的高阶像差,但毋庸置疑,一定还有更好的切削模式有待探索。基于对视觉极限的了解，以及对角膜切削精度的把控，眼科医生对高阶像差的矫正更为乐观。目前波前像差仪的改进已使激光屈光术后的视觉效果得到显著提升。对于手术引起的医源性像差，波前像差检测同样可提供减少这类像差产生的方案，哪怕无法将其完全消除。高阶像差较大的眼无论伴或不伴屈光不正，都将从个性化手术切削方式中获益。临床医生的重点应放在解决此类问题上，而不是为良好视力的人群寻求所谓的"超视力"。在手术前，屈光医生务必和患者详细讨论术后预期，并根据患者的具体情况进行评估。

6.10　临床病例

为展示波前像差引导的激光切削的术后效果，在此展示几个极具挑战性的病例：

病例 1　患者，男，45 岁，左眼混合性散光。最佳矫正视力：+3.75/−2.00×140°=0.8。睫状肌麻痹验光结果：+4.60/−2.25×145°。波前像差图（图 6.4）显示其波前像差屈光度为+4.93/−2.29×145°（这是最为精确的屈光度数，因为像差仪较完善的雾视技术，并将高阶像差加入柱镜），伴有斜向彗差及明显的 κ 角。以上术前参数提示波前像差引导的 LASIK 是治疗该眼的最佳切削方案。

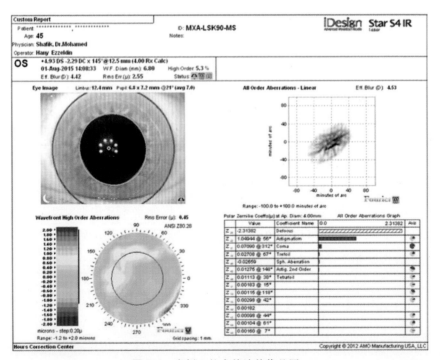

图 6.4　病例 1 的术前波前像差图。

如图 6.5 所示,由波前像差参数得出切削模式,并由虹膜匹配程序进行眼球旋转补偿。

该眼的中央角膜厚度为 500μm。LASIK 运用飞秒激光制作一个厚 110μm 的角膜瓣,切削角膜组织 74μm。

术后 1 月,患者的裸眼视力为 1.0,睫状肌麻痹验光结果为–0.25/–0.50×120°。尽管患者已处于老视的年龄,术后裸眼近视力仍可达到 J1,这是因为远视切削模式使患者的景深增加。

病例 2 患者,女,30 岁,一年前于外院行 LASIK 以矫正–2.75/–1.00×180°的屈光不正。术后患者除欠矫外,还有视物模糊、灯光周围光晕及星芒的夜间视力问题。患者目前验光结果为–1.00/–1.00×20°=1.0,但在配镜后仍能看到灯光呈“奔驰”车标形状,在昏暗的灯光下尤为明显。患眼的中央角膜厚度为 560μm。

其波前像差数据图(图 6.6)清晰地显示患眼除残余的球镜及柱镜外,还具有明显的三叶草像差、彗差和球差。点扩散函数图与主诉中的“奔驰”车标形状一致。

基于以上数据,进行波前像差引导 LASIK 激光切削增强治疗(图 6.7)。术后 1 个月手术效果令人满意,患者裸眼视力 1.2,光晕及星芒等现象完全消失,夜间视

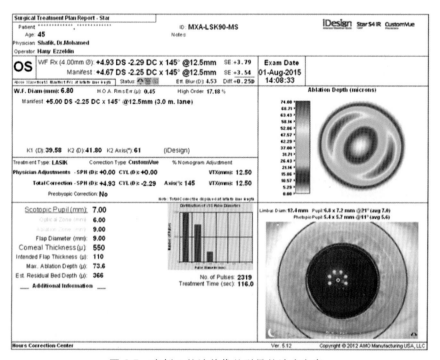

图 6.5 病例 1 的波前像差引导的治疗方案。

力得到了提高。睫状肌麻痹的验光结果为+0.25/–0.25×5°。

6.11 结论

希望读者通过本章的学习能有所收获。

波前像差引导激光切削的首个激光平台是 Theo Seiler 开发的 WaveLight，该平台是唯一经 FDA 认证可减少高阶像差的激光平台，至今未有可替代的像差仪及相关的 FDA 研究。

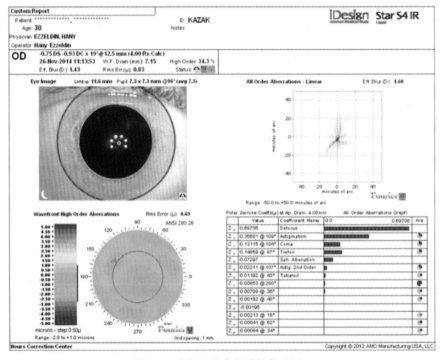

图 6.6　病例 2 的术前波前像差图。

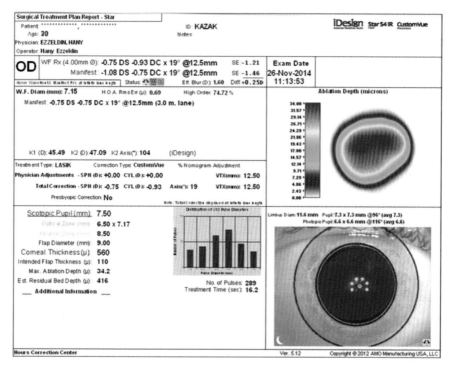

图 6.7　病例 2 的波前像差引导的手术治疗方案。

参考文献

1. Liang J, Williams D. Aberrations and retinal image quality of the normal human eye. J Opt Soc Am A. 1997;14:2873–83.
2. Williams DR, Yoon G-Y, Porter J, et al. Visual benefit of correcting higher-order aberrations of the eye. J Refract Surg. 2000;16:S554–9.
3. Williams D, Yoon G, Guirao A, et al. How far can we extend the limits of human vision? In: MacRae S, Krueger R, Applegate R, editors. Customized corneal ablation. Thorofare, NJ: Slack; 2001.
4. Schallhorn SC, et al. Wavefront-guided LASIK for the correction of primary myopia and astigmatism a report by the American Academy of Ophthalmology. Ophthalmology. 2008;115:1249–61.
5. Tuan KM, et al. Predicting patients' night vision complaints with wavefront technology. Am J Ophthalmol. 2006;141:1–6.
6. Applegate RA, Howland HC, Klyce SD. Corneal aberrations and refractive surgery. In: MacRae S, editor. Customized corneal ablation. Thorofare, NJ: Slack; 2001.
7. Shafik Shaheen M, El-Kateb M, Hafez TA, et al. Wavefront-guided laser treatment using a high-resolution aberrometer to measure irregular corneas: a pilot study. J Refract Surg. 2015;31:411–8.
8. Shafik Shaheen M, Shalaby Bardan A, Pinero D, Ezzeldin H, El-Kateb M, Helaly H, Khalifa M. Wave front–guided photorefractive keratectomy using a high-resolution Aberrometer after corneal collagen cross-linking in Keratoconus. Cornea. 2016;35(7):946–53.
9. Guirao A, Williams DR. Higher order aberrations in the eye and the best subjective refraction.

Providence, RI: Optical Society of America Annual Meeting; 2000.

10. Charman N. Ocular aberration and supernormal vision. Optician. 2000;220:20–4.

11. Martinez C, Applegate R, Klyce S, et al. Effect of pupil dilation on corneal optical aberrations after photorefractive keratectomy. Arch Ophthalmol. 1998;115:1053–62.

12. Amano S, Amano Y, Yamagami S, et al. Age-related changes in corneal and ocular higher-order wavefront aberrations. Am J Ophthalmol. 2004;137:988–92.

13. Chernyak DA. From wavefront device to laser: an alignment method for complete registration of the ablation to the cornea. J Refract Surg. 2005;21:463–8.

14. Mihashi T. Higher-order wavefront aberrations induced by small ablation area and sub-clinical decentration in simulated corneal refractive surgery using a perturbed schematic eye model. Semin Ophthalmol. 2003;18:41–7.

15. Fay AM, Trokel SL, Myers JA. Pupil diameter and the principal ray. J Cataract Refract Surg. 1992;18:348–51.

16. Schallhorn S, Brown M, Venter J, Teenan D, Hettinger K, Yamamoto H. Early clinical outcomes of wavefront-guided myopic LASIK treatments using a new-generation hartmann-shack aberrometer. J Refract Surg. 2014;30(1):14–21.

17. Porter J, Guirao A, Cox IG, Williams DR. Monochromatic aberrations of the human eye in a large population. J Opt Soc Am A Opt Image Sci Vis. 2001;18:1793–803.

18. Shafik Shaheen M, Massoud TH, Ezzeldin H, Khalifa MA. Four-year visual, refractive, and contrast sensitivity outcomes after wavefront- guided myopic LASIK using an advanced excimer laser platform. J Refract Surg. 2013;29(12):816–22.

19. Khalifa MA, Allam WA, Shafik Shaheen M. Visual outcome after correcting the refractive error of large pupil patients with wavefront-guided ablation. Clin Ophthalmol. 2012;6:2001–11.

20. Bababeygy SR, Zoumalan CI, Manche EE. Visual outcomes of wavefrontguided laser in situ keratomileusis in eyes with moderate or high myopia and compound myopic astigmatism. J Cataract Refract Surg. 2008;34:21–7.

21. Bahar I, Levinger S, Kremer I. Wavefront-guided LASIK for myopia with the Technolas 217z: results at 3 years. J Refract Surg. 2007;23:586–91.

22. Varley GA, Huang D, Rapuano CJ, Schallhorn S, Boxer Wachler BS, Sugar A, Ophthalmic Technology Assessment Committee Refractive Surgery Panel, American Academy of Ophthalmology. LASIK for hyperopia, hyperopic astigmatism, and mixed astigmatism: a report by the American Academy of Ophthalmology. Ophthalmology. 2004;111:1604–17.

23. Sáles CS, Manche EE. One-year outcomes from a prospective, randomized, eye-to-eye comparison of wavefront-guided and wavefront-optimized LASIK in myopes. Ophthalmology. 2013;120(12):2396–402.

24. Moussa S, et al. Comparison of short-term refractive surgery outcomes after wavefront-guided versus nonwavefront-guided LASIK. Eur J Ophthalmol. 2016;26(6):529–35.

25. Reinstein DZ, Neal DR, Vogelsang H, et al. Optimized and wavefront guided corneal refractive surgery using the Carl Zeiss Meditec platform: the WASCA aberrometer, CRS-Master, and MEL80 excimer laser. Ophthalmol Clin North Am. 2004;17(2):191–210.

26. Binder PS, Rosenshein J. Retrospective comparison of 3 laser platforms to correct myopic spheres and spherocylinders using conventional and wavefront-guided treatments. J Cataract Refract Surg. 2007;33(7):1158–76.

27. Lee MJ, Lee SM, Lee HJ, et al. The changes of posterior corneal surface and high-order aberrations after refractive surgery in moderate myopia. Korean J Ophthalmol. 2007;21:131–6.

28. Lee HK, Choe CM, Ma KT, et al. Measurement of contrast sensitivity and glare under mesopic and photopic conditions following wavefront-guided and conventional LASIK surgery. J Refract Surg. 2006;22:647–55.

29. Montague AA, Manche EE. CustomVue laser in situ keratomileusis treatment after previous keratorefractive surgery. J Cataract Refract Surg. 2006;32:795–8.

30. Kanellopoulos AJ, Pe LH. Wavefront-guided enhancements using the Wave- Light excimer laser in symptomatic eyes previously treated with LASIK. J Refract Surg. 2006;22:345–9.

31. Alio JL, Montes-Mico R. Wavefront-guided versus standard LASIK enhancement for residual refractive errors. Ophthalmology. 2006;113:191–7.

32. Endl MJ, Martinez CE, Klyce SD, McDonald MB, Coorpender SJ, Applegate RA, et al. Irregular astigmatism after photorefractive keratectomy. J Refract Surg. 1999;15(Suppl

2):S249–51.

33. Seiler T, Kaemmerer M, Mierdel P, Krinke HE. Ocular optical aberrations after photorefractive keratectomy for myopia and myopic astigmatism. Arch Ophthalmol. 2000;118(1):17–21.

34. Marcos S, Barbero S, Llorente L, Merayo-Lloves J. Optical response to LASIK surgery for myopia from total and corneal aberration measurements. Invest Ophthalmol Vis Sci. 2001;42(13):3349–56.

35. Moreno-Barriuso E, Lloves JM, Marcos S, Navarro R, Llorente L, Barbero S. Ocular aberrations before and after myopic corneal refractive surgery: LASIK-induced changes measured with laser ray tracing. Invest Ophthalmol Vis Sci. 2001;42(6):1396–403.

36. Pallikaris IG, Kymionis GD, Panagopoulou SI, Siganos CS, Theodorakis MA, Pallikaris AI. Induced optical aberrations following formation of a laser in situ keratomileusis flap. J Cataract Refract Surg. 2002;28(10):1737–41.

37. Porter J, MacRae S, Yoon G, Roberts C, Cox IG, Williams DR. Separate effects of the microkeratome inci- sion and laser ablation on the eye's wave aberration. Am J Ophthalmol. 2003;136(2):327–37.

38. Schwiegerling J, Snyder RW. Corneal ablation patterns to correct for spherical aberration in photorefractive keratectomy. J Cataract Refract Surg. 2000;26(2):214–21.

39. Gatinel D, Malet J, Hoang-Xuan T, Azar DT. Analysis of customized corneal ablations: theoretical limitations of increasing negative asphericity. Invest Ophthalmol Vis Sci. 2002;43(4):941–8.

40. Schwiegerling J, Snyder RW, Lee JH. Wavefront and topography: keratome-induced corneal changes demonstrate that both are needed for custom ablation. J Refract Surg. 2002;18(5):S584–8.

第 7 章
角膜非球面个性化手术(Q 值因素)

Fernando Faria-Correia, Renato Ambró sio Jr, José Ferreira Mendes,
Arthur B. Cummings

摘 要

波前像差优化的角膜切削设计进行近视矫正时,往往会导致光学区中央比周边切削得更多,从而引入球差。利用角膜的非球面个性化切削,术后角膜能最大限度地保留,而更接近生理状态下的扁长椭圆形。非球面切削使术后角膜呈超扁长椭圆形,通过增加角膜非球面性而增加景深。此外,非球面切削的概念也可应用于"优化的单眼视"手术,即将Q值调整与单眼视方法结合。与单纯的单眼视方法相比,"优化的单眼视"手术能使患眼获得更好的远视力。非球面切削模式的另一个优势是,其矫正高度近视的切削深度小于波前像差优化模式。此外,非球面切削手术以0.01D为最小单位调整球镜或柱镜,以0.1mm为最小单位精细调整光学区,但是,波前像差优化模式只能以0.5mm为最小单位进行调整。对于非球面切削来说,目标Q值既可以与术前Q值保持一致,也可调整使术后Q值为负,从而增加景深,优化单眼视。

关键词

非球面性,扁长椭圆形,超扁长椭圆形,对比敏感度,角膜组织的节约,景深增加,Q值引导,波前像差优化,Q值因素,个性化Q值切削

7.1 角膜非球面性的基本概念

角膜作为人眼屈光系统最主要的成分,其屈光力占眼球屈光系统总屈光力的70%左右。角膜的表面呈非球面形,使入射光束汇聚于焦点。在希腊语中,焦点称为"στίγμα",意思是"一个小点"。角膜的非球面性通过角膜表面积分析获得的Q

值表示[1-3]。角膜的非球面性解释了角膜形态如何影响入射光线汇聚,因为角膜形态的非球面性,中央区入射光束与周边区入射光束形成焦点不同,从而产生球差(SA)。

　　规则角膜折射面可能呈现 3 种球面形态:标准球面、扁长椭圆形和扁平椭圆形。标准球面各点曲率半径都相等,由于角膜周边光线入射角更大,周边入射光线比近视轴的入射光线的折射更大, 使周边部光线不能与中央区光线聚焦于一点,导致球差产生;扁平椭圆形中央扁平、周边陡峭,而扁长椭圆形中央陡峭、周边扁平。都会导致周边光线折射不同。扁平椭圆形周边部光线折射更大,会引入较大的球差;扁长椭圆形周边的曲率半径较中央更大,周边光线入射角相对更小,周边离焦更少,引入的球差较少[1,3-6]。

　　如前所述,Q 值能够体现角膜的非球面性,反映角膜的形态和光学特性,显示角膜从中央到周边的曲率变化幅度。当角膜为扁平椭圆形,Q 值为正;当角膜为标准球面,Q 值为 0;当角膜为扁长椭圆形,Q 值为负(图 7.1)。通常情况下,角膜的形状为轻度扁长椭圆形,此时 Q 值为低度负值(−0.23~−0.30),有少量正球差(大约+0.27μm),即周边入射光线聚焦在中央入射光线焦点的前方。这种较小的正球差一般能终身稳定。当角膜呈扁平椭圆形(Q 值>0),例如,放射状角膜切开术后或者近视术后过矫,角膜正球差增加。反之,当角膜更接近扁长椭圆形时,例如,远视矫正术后,周边入射光线将会聚焦到中央入射光线焦点的后方,引入负球差[1,3-7]。

　　随着屈光激光矫正手术的进展, 角膜非球面性研究在近年来引起了广泛关

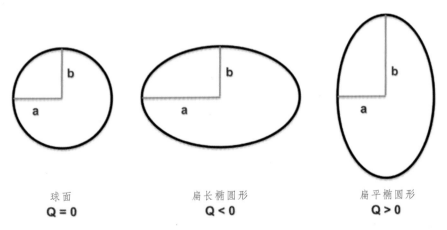

图 7.1　描述角膜非球面性。中央区与周边部区域曲率半径的比值界定了非球面的类型。a 代表角膜中央区曲率半径,b 代表角膜周边部曲率半径。当角膜为标准球面时,Q 值为 0;当角膜为扁长椭圆形时,Q 值为负值;当角膜为扁平椭圆形时,Q 值为正值。

注。依靠技术革新、波前像差、角膜地形图及非球面性,个性化角膜切削模式已成为可能。本章旨在通过回顾既往文献,介绍角膜非球面性个性化切削的手术指征、手术方法与术后疗效。

7.2 角膜非球面个性化切削的适应证(Q 值)

老视 LASIK 手术由 Ruiz 在 1996 年提出, 即通过 LASIK 手术在角膜表面形成一个多焦平面矫正老视[8]。近 20 年来,存在多种用于老视补偿的角膜设计模式:①多焦点过渡模式;②中央老视 LASIK 术:术后角膜中央区 Q 值为正值用于视近,而周边部用于视远;③周边老视 LASIK 术:术后角膜中央用于视远,周边 Q 值为负用于增加景深[9]。

一些手术能个性化控制球差, 如 SUPRACOR (Bausch & Lomb Incorporated, Bridgewater,NJ,USA)、激光融合视(Carl Zeiss Meditec AG,Jena,Germany)和个性化 Q 值(WaveLight AG,Erlangen,Germany)[8,9]。以上都是基于术眼球差增加,从而景深增加, 但视觉质量不会太受影响。本章中, 我们以 WaveLight EX500 (WaveLight AG,Erlangen,Germany)个性化 Q 值角膜切削模式为例(F-CAT)(图 7.2)进行讨论。对于角膜激光老视矫正患者,个性化角膜切削模式最为合适,尤其对于 40~45 岁有屈光不正合并老视的患者。该切削模式的注意事项、规范及禁忌事项与标准模式相同。

为更好地理解非球面个性化老视切削,我们须知老视的发生不仅与调节下降

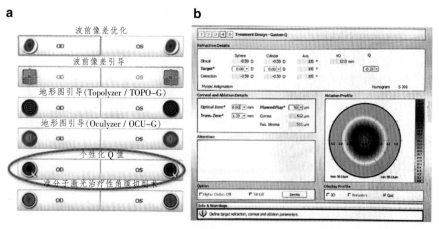

图 7.2 (a)EX500 平台(WaveLight AG,Erlangen,Germany)的角膜切削模式。(b)个性化非球面切削程序。

有关,还与景深的下降有关。个性化老视切削的基本原理是使中央角膜曲率大于周边,即术后角膜为扁长椭圆形(Q 值为负值)。在这种情况下,角膜不是多焦的,而是非球面的,后者大脑收到单一影像不需要后期进行融合。为理解非球面个性化老视切削,我们需要考虑到生理因素:随着年龄增加,调节幅度下降,集合功能不变,瞳孔缩小。与忽略了中间距离视觉的标准单眼视相比,将非球面引导与非主视眼的微单眼视结合能使非主视眼形成轻度近视与负球差,使双眼视时的景深增加[3,10]。

个性化 Q 值手术设计需要考虑瞳孔的直径大小。视远时,瞳孔处于一个间视瞳孔大小。如果将单眼视方案(中央区光线聚焦在视网膜前)与超扁长角膜(周边光线的焦点在中央区光线焦点的后方)结合,即在超扁长角膜上行单眼视方案时,会使景深增加。视近时,瞳孔缩小,周边光线入射减少,中央的光线聚焦在视网膜上,球差的引入使得近视力更好,同时轻度单眼视也有助于改善近视力。因此,术前评估一定要进行瞳孔检查,因为大瞳孔或者瞳孔活动度欠佳的患者不适合个性化 Q 值手术[3,10]。

7.3 患者的术前准备与预期

术前需要完善相关眼部检查,以评估患者是否适合激光手术。首先确定主视眼,明确主视眼和非主视眼分别需要屈光矫正的度数。同时分析双眼相互抑制作用。须告知患者个性化 Q 值手术仅适用于双眼同时视物的状态,术后主视眼用于视中-远距,非主视眼用于视中-近距。

文献报道,个性化 Q 值手术更适合于早期老视[8-11]。须告知患者因年龄增加导致的相关性眼部病变在术后仍旧会发生。患者需要考虑到自身的长期视力需求,理解随着年龄增加,远视手术效果会削弱。准分子激光老视切削治疗效果是相对短期的,且术后视觉质量下降发生率相对较高。期望过高的患者不是手术的最佳人选。医生需要与患者详细解释手术的局限性。知情同意书上应写明再次手术的可能。

近年来,眼内多焦点人工晶状体植入技术迅猛发展。由于老视 LASIK(如个性化 Q 值手术)效果维持时间短,其对远视伴老视的患者逐渐丧失了吸引力。但对于近视伴老视的患者,眼内晶状体置换手术(RLE)会增加视网膜脱离的风险,老视 LASIK 可能相对更安全。此外,单焦点人工晶状体植入术后仍依赖框架眼镜的患者也是手术合适人选。

7.4 切削模式设计

个性化 Q 值切削模式的主要目的是调整角膜非球面性，使其达到既定目标。研究表明，角膜非球面值为–0.64 时可改善中间距离视力和近视力。然而，个性化 Q 值切削需要对诺莫图进行调整，因为角膜的非球面性改变会导致术后屈光欠矫或过矫[12]。由于个性化 Q 值切削易使术后角膜趋于扁长，术者须调整参数，以避免远视过矫和近视欠矫。人们设计了不同的诺莫图以解决该问题[3]。当 Q 值调整为更负时，中央光学区角膜组织切削更多。"Assis Nomogram"就是基于该原理的一种诺莫图设计。远视矫正时，Q 值每变化 0.1（即术后与术前 Q 值的差值为 0.1），则手术需增加+0.16D 的远视度数。近视矫正时，术者也需要考虑同样的问题，详见图 7.3。"Gatinel nomogram"是近来出现的一种只在远视切削中适用的诺莫图[10]。此时，主视眼目标屈光度为平光设计，非主视眼进行个性化 Q 值切削。预期矫正视力取决于远距离的显然验光和达到 Jaeger 2 的近视力近附加度数。当激光切削的光学区为 6mm 时，手术对角膜非球面性的改变（ΔQ）为–0.60~–0.70。

图 7.4 至图 7.6 展示了一例个性化 Q 值切削。患者右眼的最佳矫正视力为 20/25（–7.50/–0.50@47°），左眼最佳矫正视力为 20/25（–6.75/–0.25@173°）。术前检查已明确右眼为非主视眼。角膜断层地形图检查未见明显异常（图 7.4）。如图 7.5 所示，术前设计时，右眼术后保留–1.00D，Q 值为–0.70。左眼也进行个性化 Q 值切削，但不改变术前角膜非球面性（Q 值=–0.12）。术后 6 月，患者右眼裸眼视力为 20/25，左眼裸眼视力为 20/20。双眼同时视的远视力为 20/20，近视力为 Jaeger 1。图 7.6 为双眼术后与术前角膜地形图的差异。

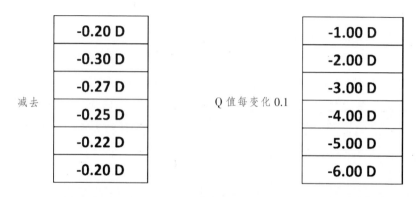

图 7.3　近视切削中的 Q 值调整（Assis Nomogram）。

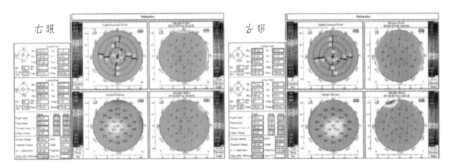

图 7.4 双眼的术前角膜地形图。

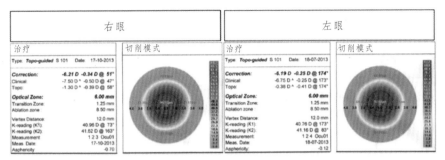

图 7.5 双眼的个性化 Q 值角膜切削。

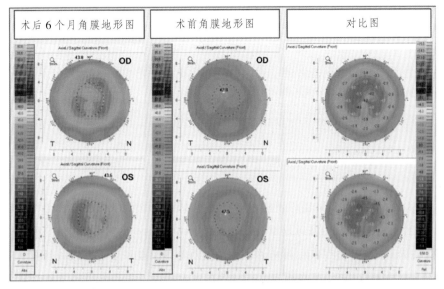

图 7.6 左右眼的角膜地形图对比。

7.5 个性化 Q 值切削治疗老视的效果

将个性化 Q 值切削应用于老视的治疗方法有很多。关键在于切削后,一定程度单眼视时能产生负性球差,增加景深,尽可能降低对视觉质量的影响[9,13]。

Reinstein 等采用激光融合视(Carl Zeiss Meditec,Oberkochen,Germany)技术得到非线性非球面性的微单眼视,使术后非主视眼轻度近视,主视眼大多时间为平光[13-15]。1 年随访期内,正视眼组(142/148)及近视伴散光眼组(149/155)术后裸眼近视力达 Jaeger 2 的比例为 96%,在远视眼组(90/111),该比例为 81%;3 组术后裸眼远视力达 20/20 的比例为 95%。正视眼组需要再次手术的占 11.8%,在近视伴散光眼组占 19%,在远视眼组则占 22%。Yin 等用 WaveLight EX500(Alcon,Fort Worth,Texas,USA)将远视患者非主视眼的角膜非球面性(Q 值)调整得更负;而对主视眼行波前像差优化的中央老视 LASIK。在随访的 1 年时间内,术后 70%(48/69)眼的裸眼近视力达到 Jaeger 2。再次手术率为 23%。该研究发现,尽管需要再次手术,但患者满意度能达到 100%[16]。

Courtin 等通过 Wavelight EX500 仪器上进行单眼视设计的个性化 Q 值切削治疗远视伴老视患者。应用个性化 Q 值非球面切削,术后主视眼的目标屈光度为平光,术后非主视眼的目标近视力为 Jaeger 2。当瞳孔直径为 6mm 时,用 Gatinel 理论模型计算目标 Q 值,Zernike 多项式的四阶球差变量系数为−0.4μm。术后双眼裸眼近视力达到 Jaeger 3 的比例为 83%(54/65)。随访的 6 个月内,患者的再手术率为 11%[10]。Vastardis 等设计了一种新的老视 LASIK 模式 (Bausch & Lomb Technolas 217z),对角膜进行多焦非球面切削。研究纳入的患者均为远视合并散光,随访时间为 6 个月。19 例远视患者的主视眼经手术矫正为平光,非主视眼矫正为−0.50D。各组裸眼近视力,中间距离视力和远视力均显著提高。术后 6 个月裸眼远视力较术前矫正视力下降,再手术率为 6%[17]。

7.6 个性化 Q 值切削矫正近视、远视和散光的临床效果

大多数人的角膜负球面性能够平衡晶状体的正球面性,从而使眼球的整体球差最小。然而,标准模式的非球面准分子激光角膜切削治疗近视时会使角膜更趋于扁平椭圆,从而打破上述平衡。球差增加使包括对比敏感度和夜视力在内的视觉质量下降。而个性化 Q 值切削考虑到术前角膜的非球面性,避免术后角膜更为扁平椭

圆。因此,间视和暗视下视觉不良症状的大瞳孔患者应该考虑个性化 Q 值切削。

众多研究比较了个性化 Q 值切削与其他准分子激光切削模式矫正近视和近视散光的手术效果。Koller 等比较了个性化 Q 值切削与波前像差引导的角膜切削矫正近视散光的手术效果。该研究纳入了 35 例患者,非主视眼采用个性化 Q 值切削模式,主视眼作为对照组,采用波前像差引导的切削。研究比较了两组患者术前及术后 1 个月的高对比敏感度、低对比敏感度、眩光敏感度、角膜的像差和非球面性,发现当矫正近视屈光度在-9.00D 以内、散光在 2.50D 以内时,两种手术在安全性和有效性方面无显著差异。但当矫正近视屈光度在-5.00D 以内时,个性化 Q 值切削相比于波前像差引导切削,对角膜非球面性的影响更小($P=0.04$)。个性化 Q 值切削组的 ΔQ 为 0.25,而波前像差引导组的 ΔQ 为 0.38[18]。

Stojanovic 等比较了个性化 Q 值切削和波前像差优化的角膜切削矫正近视散光的效果。研究分析了术前和术后 3 月的随访参数,包括屈光度、最佳矫正视力、角膜非球面性,以及高阶像差。波前像差优化组纳入了 23 例患者的 46 只眼,术前等效球镜平均为-3.64D(-1.15~-8.25D)。个性化 Q 值切削组纳入了 21 例患者的 42 只眼,术前等效球镜平均为-3.24D(-1.47~-8.00D)。波前像差优化组:术前和术后 Q 值分别为-0.33 和 0.06。个性化 Q 值切削组:术前和术后 Q 值分别为-0.36 和-0.03。两组术后的 Q 值改变量具有统计学差异($P=0.049$)。但结果显示,两组间的高阶像差、低对比敏感度和术后屈光度的改变无统计学差异[19]。

7.7　结论

角膜激光屈光手术可采用不同的设计个性化治疗老视。非球面或个性化 Q 值切削模式通过调整角膜的非球面性矫正老视。该切削模式引入一定量的球差增加焦深,以获得术后较满意的远近视力。诸多文献已证明该切削模式治疗远视的效果明显。同时,个性化 Q 值切削在近视矫正方面也受到越来越多的关注。利用眼球定位技术可根据瞳孔状态有效确定光学区,使基于地形图的个性化球差设计成为可能。此外,对 Bowman 层断层成像、角膜上皮厚度和角膜术后愈合规律的了解,有望克服现有角膜切削方法的局限性[20,21]。未来值得探索的是,将角膜手术与其他方法相结合, 如应用眼前节脉冲微电刺激收缩睫状肌,并调节晶状体(CMERA)[22],和(或)使用局部滴眼液(如 EV06,即 1.5%硫辛酸胆碱酯)阻止或逆转晶状体硬化。同时,还可以探索不同类型的人工晶状体的生物光学治疗策略。最后,我们期望老视患者的个性化治疗在不久的将来能取得重大发展。

7.8　保留术前角膜非球面性的个性化 Q 值切削

个性化 Q 值切削最近也被用于治疗伴或不伴散光的近视 LASIK。2017 年，Cummings 在奥地利维也纳 WaveLight 用户会议上报告了这类治疗的结果，个性化 Q 值切削的统计学决定系数（R^2）达 0.99，明显高于汇报中使用的其他切削模式。个性化 Q 值切削时，球镜和柱镜屈光度均能够以 0.01D 的增量输入，这可能是其在屈光度预测性方面优于波前像差优化模式的原因。IBRA（Zubisoft）、DataLink（SurgiVision Consultants）和 DataGraph Med 等诺莫图也已开始应用不同于传统切削所采用的 0.25D 的增量。

当输入数据进行治疗时，需要使用诺莫图生成的数据，而不是显然验光结果。图 7.7 展示了一例屈光度−6.00/−1.50×179°（中心框所示）的患者的治疗方案。

如果该患者采用波前像差优化的 LASIK 手术，输入激光仪器的验光度数应为−5.75/−1.50×179°（图中左下方）。上方蓝色框内为基于 LASIK 治疗的全球数据库得到的结果，下方棕色框内则是基于术者个人数据库的诺莫图的结果。这是术者达到治疗目标的个人最佳方案。

如果该患者采用个性化 Q 值切削治疗，则输入的屈光度为−5.66/−1.56×179°。

保证手术治疗准确性的另一关键在于输入的目标 Q 值应与术前 Topolyzer 或 Oculyzer 测量的 Q 值相同。当目标 Q 值发生变化时（与术前 Q 值不同），屈光度也会发生相应的变化。为保持预期与术后实际屈光度尽可能一致（即手术的可预测性），目标 Q 值不应有任何变化，详见本章的第一部分。

7.9　个性化 Q 值切削模式小结

个性化 Q 值切削模式可用于以下两个领域：

（1）通过增加焦深治疗老视。

（2）通过保持目标 Q 值与术前 Q 值一致，提高手术的可预测性和准确性。

值得注意的是，当改变术前 Q 值为目标 Q 值时，将会产生相应的屈光效果。本章重点介绍了其中一些影响，并为读者提供了提高屈光度可预测性的方法。

当目标 Q 值与术前 Q 值一致时，可根据诺莫图以 0.01D 增量，而非 0.25D 的标准增量输入屈光度，因此，术后屈光度预测性极高。

个性化 Q 值切削是一种尚未充分利用的功能强大的切削模式。作者希望本章能够帮助大家取得较好的手术结果，并更多地使用个性化 Q 值切削作为治疗方法。

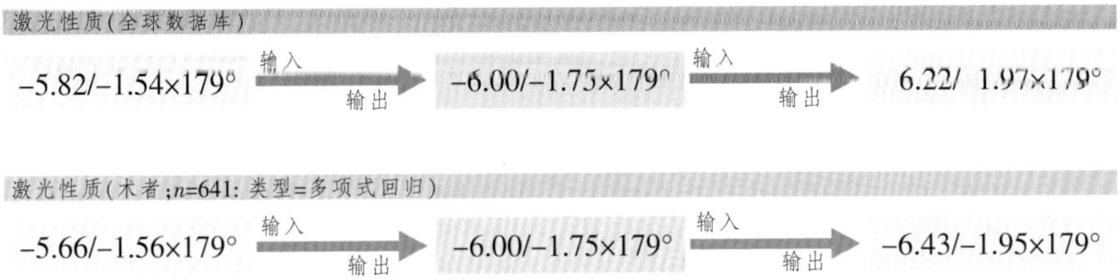

激光性质(全球数据库)

$-5.82/-1.54\times179°$ 　输入／输出　$-6.00/-1.75\times179°$ 　输入／输出　$6.22/\ 1.97\times179°$

激光性质(术者;$n=641$: 类型=多项式回归)

$-5.66/-1.56\times179°$ 　输入／输出　$-6.00/-1.75\times179°$ 　输入／输出　$-6.43/-1.95\times179°$

图 7.7　诺莫图。

参考文献

1. Gatinel D, Haouat M, Hoang-Xuan T. A review of mathematical descriptors of corneal asphericity. J Fr Ophtalmol. 2002;25(1):81–90.
2. Seiler T, Koller T. Asphericity of the cornea and astigmatism. Klin Monatsbl Augenheilkd. 2005;222(12):977–82.
3. Amigo A, Bonaque-Gonzalez S. Q factor Presbylasik. Fundamentals and therapeutic approach. J Emmetropia. 2012;3:167–71.
4. Gatinel D, Malet J, Hoang-Xuan T, Azar DT. Analysis of customized corneal ablations: theoretical limitations of increasing negative asphericity. Invest Ophthalmol Vis Sci. 2002;43(4):941–8.
5. Amigo A, Bonaque S, Lopez-Gil N, Thibos L. Simulated effect of corneal asphericity increase (Q-factor) as a refractive therapy for presbyopia. J Refract Surg. 2012;28(6):413–8.
6. Calossi A. Corneal asphericity and spherical aberration. J Refract Surg. 2007;23(5):505–14.
7. Dorronsoro C, Remon L, Merayo-Lloves J, Marcos S. Experimental evaluation of optimized ablation patterns for laser refractive surgery. Opt Express. 2009;17(17):15292–307.
8. Alio JL, Amparo F, Ortiz D, Moreno L. Corneal multifocality with excimer laser for presbyopia correction. Curr Opin Ophthalmol. 2009;20(4):264–71.
9. Vargas-Fragoso V, Alio JL. Corneal compensation of presbyopia: PresbyLASIK: an updated review. Eye Vis (Lond). 2017;4:11.
10. Courtin R, Saad A, Grise-Dulac A, Guilbert E, Gatinel D. Changes to corneal aberrations and vision after monovision in patients with hyperopia after using a customized aspheric ablation profile to increase corneal asphericity (Q-factor). J Refract Surg. 2016;32(11):734–41.
11. Gatinel D. Presbyopia surgery. Rev Prat. 2008;58(10):1049–54.
12. Gatinel D, Azar DT, Dumas L, Malet J. Effect of anterior corneal surface asphericity modification on fourth-order zernike spherical aberrations. J Refract Surg. 2014;30(10):708–15.
13. Reinstein DZ, Carp GI, Archer TJ, Gobbe M. LASIK for presbyopia correction in emmetropic patients using aspheric ablation profiles and a micro-monovision protocol with the Carl Zeiss Meditec MEL 80 and VisuMax. J Refract Surg. 2012;28(8):531–41.
14. Reinstein DZ, Archer TJ, Gobbe M. LASIK for myopic astigmatism and presbyopia using non-linear aspheric micro-Monovision with the Carl Zeiss Meditec MEL 80 platform. J Refract Surg. 2011;27(1):23–37.
15. Reinstein DZ, Archer TJ, Gobbe M. Aspheric ablation profile for presbyopic corneal treatment using the MEL80 and CRS Master Laser blended vision module. J Emmetropia. 2011;2(3):161–75.
16. Wang Yin GH, McAlinden C, Pieri E, Giulardi C, Holweck G, Hoffart L. Surgical treatment of presbyopia with central presbyopic keratomileusis: one-year results. J Cataract Refract Surg. 2016;42(10):1415–23.
17. Vastardis I, Gatzioufas Z, Pajic BE, Muller J, Pajic B. Multifocal corneal excimer femtosecond laser in situ Keratomileusis following radial keratotomy: a case report with six months of follow-up. Case Rep Ophthalmol. 2014;5(3):423–8.
18. Koller T, Iseli HP, Hafezi F, Mrochen M, Seiler T. Q-factor customized ablation profile for the

correction of myopic astigmatism. J Cataract Refract Surg. 2006;32(4):584–9.

19. Stojanovic A, Wang L, Jankov MR, Nitter TA, Wang Q. Wavefront optimized versus custom-Q treatments in surface ablation for myopic astigmatism with the WaveLight ALLEGRETTO laser. J Refract Surg. 2008;24(8):779–89.

20. Matalia H, Francis M, Gangil T, et al. Noncontact quantification of topography of anterior corneal surface and Bowman's layer with high-speed OCT. J Refract Surg. 2017;33(5):330–6.

21. Salomao MQ, Hofling-Lima AL, Lopes BT, et al. Role of the corneal epithelium measurements in keratorefractive surgery. Curr Opin Ophthalmol. 2017;28(4):326–36.

22. Gualdi LGF, Rusciano D, Ambrósio R Jr, Salomão MQ, Lopes BT, Capello V, Fintina T, Gualdi M. Ciliary muscle electrostimulation to restore accommodation (CMERA) in patients with early presbyopia: preliminary results. J Refract Surg. 2017;33(9):578.

第 **8** 章

光线追迹模式

Arthur B. Cummings

摘 要

　　激光切削通常采用显然验光等参数，系统计算后获得切削和激光模式。截至目前，无论是采用波前像差优化、波前像差引导、非球面性引导，还是角膜地形图引导的角膜切削，都将人眼以Gullstrand模型眼进行计算。该模型眼的眼轴为24mm，角膜曲率为43D，然而，实际进行屈光手术眼的眼轴及曲率各有不同。应用光线追迹(RT)模式时，系统采用患者的实际眼轴、角膜半径和晶状体位置，而非借用Gullstrand模型眼获得切削模式，并利用光线追迹模式执行一个虚拟切削程序。如果虚拟切削后所有入射光线能聚焦于一点，则该切削模式可投入使用。否则，通过反向追迹异常光线并调整新的光线追迹模式，重复该过程，直到所有入射光线能聚焦于一点。结果表明，光线追迹模式虽然术后疗效优于其他切削模式需要耗费更多的角膜组织。对于与Gullstrand模型眼差别较大、更依赖于个性化测量数据的患者，光线追迹模式的优越性更为显著。

关键词

　　非球面性，扁长椭圆，视觉质量，个性化测量，个性化切削模式，可预测性提高，光线追迹

　　目前，我们拥有了能为特定眼球条件的患者提供最佳切削模式的手段。而大部分切削模式都是按照 Gullstrand 模型眼计算的(图 8.1)。Gullstrand 是来自瑞典的一位眼科医生，也是迄今为止全球唯一获得诺贝尔奖的眼科医生。他在 1911 年

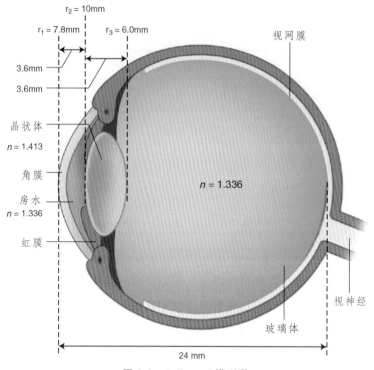

r₂ = 10mm
r₁ = 7.8mm　　r₃ = 6.0mm
视网膜
3.6mm
3.6mm
晶状体
n = 1.413
角膜
房水
n = 1.336
虹膜
n = 1.336
视神经
玻璃体
24 mm

图 8.1　Gullstrand 模型眼。

发明的 Gullstrand 模型眼,在 100 多年后仍然被我们用于晶状体及切削模式的计算,可以说,这个诺贝尔奖他绝对当之无愧。无论是波前像差优化、波前像差引导、地形图引导、Contoura vision,还是非球面性引导(个性化 Q 值)的角膜切削,其切削模式大部分都是根据 Gullstrand 模型眼设计的。但实际情况中,并非每个人都具有标准的 43D 角膜曲率或 24mm 眼轴。而使用光线追迹模式时,切削模式采用术眼真实测量结果,即患者实际的角膜曲率和眼轴长度。

光线追迹还有一个更独特的优势,可以根据角膜上皮厚度分布,将术后上皮愈合反应考虑在内,使手术在质与量上都能有更高的精确度及术后更优的视觉质量[1]。

光线追迹模式需要以下 4 个方面的数据(图 8.2):

(1)显然验光。

(2)波前像差。

(3)角膜地形图或角膜断层地形图。

(4)生物测量。

结合这 4 项检查结果,即可构建由患者自身测量数据组成的虚拟眼。使用真

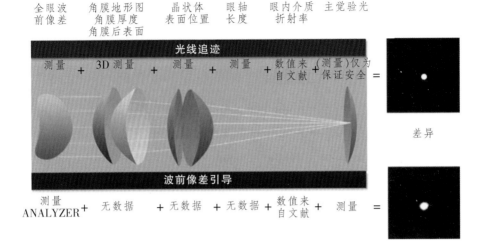

图 8.2　光线追迹模式与波前像差引导模式所需术前数据对比。

实的 K 值及眼轴长度，而不是 Gullstrand 模型眼中 43D 的角膜曲率和 24mm 的眼轴长度。利用波前像差数据，则可以模拟晶状体的作用效果。光线追迹程序一直重复，直到上述虚拟治疗中的所有入射光线聚焦于黄斑区。此时针对虚拟眼的最佳治疗模式确定，可投入使用。

8.1　2009 年的光线追迹研究

本研究由欧洲的 3 个眼科中心一起参与完成：IROC Zurich，Theo Seiler，医学博士；SehKraft，科隆，Matthias Maus，医学博士；惠灵顿眼科诊所，都柏林，Arthur B. Cummings，医学博士。共纳入 111 只眼，并随访了 3 个月。入选标准为近视等效球镜≤−4.00D，其中近视≤−4.00D，散光≤−2.50D。对所有患者均采用微型角膜刀或者飞秒激光辅助的 LASIK 术（400Hz 或 500Hz 的 WaveLight 激光平台）。在裸眼视力、矫正视力、可预测性、安全性及有效性方面，光线追迹模式在 3 个中心都获得了最佳手术结果[2]（图 8.3 至图 8.5）。与同一激光仪上的其他切削模式相比，光线追迹模式在各个参数上都表现出明显的优势（表 8.1 和表 8.2）。

仅通过我的数据可以发现，当与其他切削模式治疗同样范围的屈光度时，比如>−4.00D 的近视，74.4%的术眼视力得到了提高。术后 12 个月的随访数据同样证明了上述结果[3]。

最近，重新分析了惠灵顿眼科诊所的数据，以明确光线追迹模式与这些切削模式相比，对角膜所产生的影响。将每屈光度矫正引起的角膜变平量，将光线追

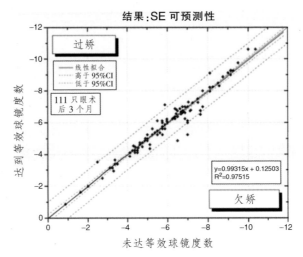

图 8.3　可预测性。R^2 高达 0.97，是此类高度近视未曾达到过的。

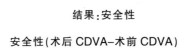

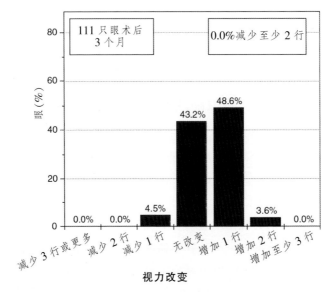

图 8.4　安全性。术后 3 个月，4.5% 的患者视力减少 1 行，52.2% 的患者视力增加至少 1 行。

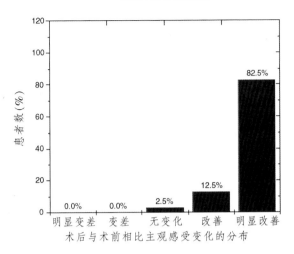

图 8.5　尽管是高度近视组,术后患者满意度非常高。

表 8.1　光线追迹组术后最佳矫正视力提高明显高于其他组,视力下降明显少于其他组

分类水平	减少至少 1 行	无变化	增加至少 1 行
波前像差优化组	8.6	66	25.5
波前像差引导组	5.3	47.4	47.4
个性化 Q 值引导的 LASIK 组	22.2	55.6	22.2
角膜地形图辅助的激光手术组	14.6	75.6	9.7
光线追迹组	2.6	23.1	74.4

表 8.2　患者术后裸眼视力达 20/20 的百分比

	–4.00 ~–7.00 DS	>–7.00 DS
波前像差优化组 [a]	80.8%	70.6%
波前像差引导组 [a]	91.2%	–
光线追迹组	93.7%	90%

[a] 指 FDA 的研究。

迹,分别与波前像差引导、Contoura、个性化 Q 值和波前像差优化的激光切削模式进行对比。我们分别用 Oculyzer(WaveLight,获得德国 Oculus 的许可)、Topolyzer地形图(WaveLight,获得德国 Oculus 的许可)(Placido 盘角膜地形图)对术后的角膜变平量、角膜组织切削量和 Q 值变化进行相关数据采集。

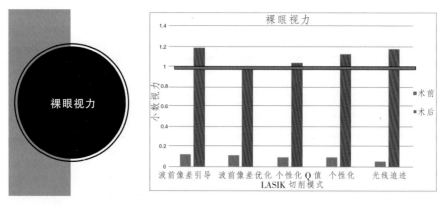

图 8.6　波前像差引导组术后裸眼视力最好,其次是光线追迹组。值得注意的是,光线追迹组术前的近视度数高于其他组,其球镜度数平均为−6.00D,其他组仅为−4.00D。

8.2　结果

　　将光线追迹与其他切削模式相比,对其数据进行分析得出了一些有趣的结果。波前像差引导模式术后的裸眼视力最好,光线追迹模式次之(图 8.6)。波前像差引导组术前平均屈光度为−3.62D,其他组为−3.49~−4.13D,而光线追迹组则为 −6.175D,虽然光线追迹组患者的近视度数明显高于其他组,但术后矫正视力最好(图 8.7),屈光矫正的预测性也最好(图 8.8)。以术后正视为目标,光线追迹组的偏差最小,为 0.000445D。其次为波前像差引导组,为−0.0071D。图 8.9 和图 8.10分别为 Oculyzer 和 Topolyzer 测量激光切削后角膜平坦度的变化值。光线追迹模式单位屈光度矫正所引起的角膜平坦度变化最大,与其他组相比具有显著的统计

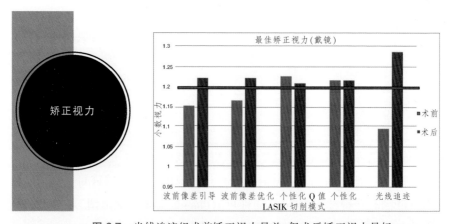

图 8.7　光线追迹组术前矫正视力最差,但术后矫正视力最好。

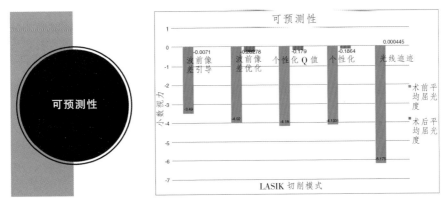

图 8.8 波前像差引导组和光线追迹组术后预测性均极好。值得注意的是,波前像差引导组患者术前平均屈光度为-3.49D,光线追迹组则为-6.175D。

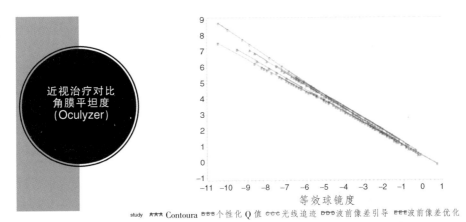

图 8.9 Oculyzer 测得的角膜平坦度变化值。当术前近视度数越高时,术后的角膜变得越平坦。光线追迹模式下单位屈光度矫正所引起的角膜平坦度变化最大,Contoura 次之。当使用 Topolyzer 测量时也有相同的结论(见图 8.10)。光线追迹模式与其他模式相比具有明显的统计学差异。

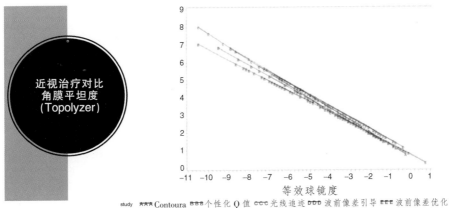

图 8.10 Topolyzer 所测得的角膜平坦度变化值。

学意义。光线追迹模式术后角膜球面性变化也最大(图 8.11)。值得注意的是,光线追迹模式的目标是尽可能获得术后最好的全眼波前像差,而并非最好的角膜形状。光线追迹模式是为一些特殊眼球设计的,通过调整角膜形状使其获得最佳的视觉质量。为期 12 个月的随访中,光线追迹模式术后的屈光度数非常稳定。

8.3 结论

光线追迹 LASIK 为 3 个研究中心提供了目前已知的手术最佳效果。光线追迹模式的目标是使患者在不同屈光医生的治疗下都能获得满意的术后效果,尽可能缩小不同医生手术之间的差异。为期 12 个月的随访中,光线追迹模式术后的屈光度数非常稳定(图 8.12)。

光线追迹 LASIK 已于 2019 年作为商用模式推出。

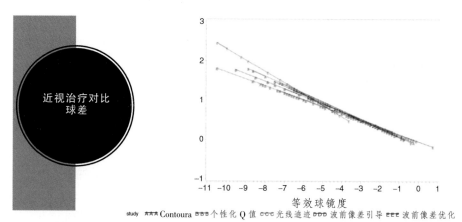

图 8.11 光线追迹组相比其他组引入的角膜球差最大,且具有显著的统计学差异。尽管光线追迹模式下角膜球差变化最大,但其为患眼提供了最佳的光学效果,同时尽可能地降低了全眼球差。

6 个月和 12 个月时的稳定性

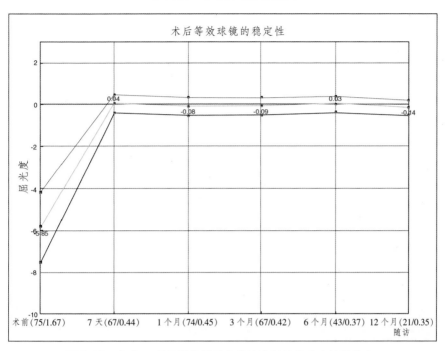

图 8.12 术后 12 月的随访显示光线追迹组显然验光结果稳定。

参考文献

1. Mrochen M, Bueeler M, Donitzsky C, Seiler T. Optical ray tracing for the calculation of optimized corneal ablation profiles in refractive treatment planning. J Refract Surg. 2008;24(4):S446–51.
2. Schumacher S, Seiler T, Cummings AB, Maus M, Mrochen M. Optical ray tracing-guided laser in situ keratomileusis for moderate to high myopic astigmatism. J Cataract Refract Surg. 2012;38(1):28–34.
3. Cummings AB, Kelly GE. Optical ray tracing-guided myopic laser in situ keratomileusis: 1-year clinical outcomes. Clin Ophthalmol. 2013;7:1181–91.

索 引

个性化角膜激光手术技术指导
分享阅读心得、提高临床实践能力

我们为正在阅读本书的你，提供了以下专属服务

 读书笔记 ➡ 边学边记录手术要点，生成专属笔记

 医学社群 ➡ 与同读本书的读者交流阅读心得

 书单推荐 ➡ 精选优质医学书单，助力提高医术水平

微信扫码
添加智能阅读向导，获取专属医学服务